D1856492

Axel Meyer

Die neue Rohkostdiät

Schlank und gesund ohne zu hungern

TAOASIS

Eine TAOASIS Produktion
TAOASIS VERLAG D-4920 Lemgo
© 1990 by Axel Meyer
Titelbild: H. Blume / Bildagentur Mauritius
Titelbild-Gestaltung: Wolfgang Krause
Fotos Innenseiten: Ulla Mayer-Raichle, D-8960 Kempten
Gesamtherstellung: Werbedruck Köhler, D-2900 Oldenburg
Alle Rechte vorbehalten
Printed in West-Germany

ISBN 3-926014-15-6

Allen Menschen gewidmet,
die eingesehen haben,
daß das Schwere im Leben
nur durch das Leichte zu lösen ist.

Dank an
Birgit, Wolfgang und Ulla.

Inhalt

Einblick

Wir leben in einer Zeit, die von Widersprüchen geprägt ist. Dies spiegelt sich in fast allen Bereichen des menschlichen Lebens wider und trifft auch in besonderem Maße auf die derzeitige Ernährungssituation zu.

Während in vielen sogenannten Entwicklungsländern Armut und Hungersnot herrschen, stehen in den reichen Industriestaaten die Nahrungsmittel im Überfluß zur Verfügung und werden zwecks Wahrung der Preisstabilität teilweise sogar vernichtet. Daß eine Speise nicht nur gut schmeckt, sondern auch sättigt, wird bei uns nicht selten als Barriere empfunden, die es leider nicht ermöglicht, dem guten Geschmack endlos weiterzufrönen.

Es ist daher kaum verwunderlich, daß eine derartig satte Kultur immer mehr Nahrungsmittel produziert, welche primär nicht der Stärkung und Gesunderhaltung des Körpers dienen, sondern für den „reinen" Genuß bestimmt sind. Die industriell bearbeiteten Nahrungsmittel werden jedoch durch immer größeren Einsatz von Technik und Chemie zu denaturierten Genußmitteln, die ernährungsphysiologisch zunehmend wertloser werden. Der angepriesene Genuß ist oft nur eine flüchtige Gaumenfreude, die das Bedürfnis, immer mehr essen zu wollen, weckt und somit eine wachsende Unzufriedenheit bewirkt.

Diese Situation, mit der sich viele Menschen tagtäglich konfrontiert sehen, führt nicht nur zu körperlichem Unwohlsein und Übergewicht, sondern auch zu den verschiedensten Krankheiten. So absurd dies klingen mag, doch es ist eine erschreckende Tatsache, daß in den reichsten Ländern der Erde die Rate der ernährungsbedingten Zivilisationskranheiten am höchsten ist. Mit anderen Worten: wir verhungern am gedeckten Tisch und daß bei einem stetig wachsenden Angebot an Nahrungsmitteln.

Der weitaus größte Teil dieser Nahrung gleicht jedoch leeren Hülsen, die durch die industrielle Bearbeitung ihrer lebenswichtigen Inhaltsstoffe beraubt wurden und somit zu den verschiedensten Mangelerscheinungen führen. Die aus diesem latenten Vitalstoffmangel erwachsende Unzufriedenheit und der sich einstellenden Frust werden häufig noch verstärkt durch einen Heißhunger darauf, was zu dem Unwohlsein beigetragen hat.

Um diesen Teufelskreis zu durchbrechen werden oft unvorstellbare Strapazen aufsichgenommen und jede erfolgversprechende Diät ausprobiert. Hungerkuren und auf Kalorien abgestimmte Diäten können zwar unter Umständen zu einer Reduzierung des Körpergewichts führen, die Freude über die abgespeckten Pfunde währt in der Regel jedoch nur kurze Zeit. Da eine einseitige Reduktionskost nicht geeignet ist, Mangelerscheinungen zu beseitigen, sondern diese oft noch verstärkt, beginnen nach dem Absetzen der Diät meist auch wieder die Gewichtsprobleme.

Um eine Entschlackung, Reinigung und Gewichtsregulierung zu erwirken, muß die entsprechende Diät nicht unbedingt kalorienarm sein, sondern vor allem vitalstoffreich,entschlackend und reinigend. Kurz, sie muß ausgewogen sein und alle lebenswichtigen Vitalstoffe beinhalten. Damit die Kur motivierend wirkt und Freude macht, sollte die Kost

auch noch gut schmecken. Vielleicht denken Sie an dieser Stelle, daß es eine solche ideale Diät nicht geben kann. Doch in diesem Fall hätten Sie sich getäuscht, denn diese Diät gibt es wirklich! Es handelt sich hierbei auch nicht um eine neuartige Erfindung oder gar ein Patentrezept, sondern um die Ernährungsweise, die so alt ist wie der Mensch selbst. Rohkost gilt als die ursprüngliche Ernährung des Menschen und ist die einzige Kost, die alle lebensnotwendigen Vitamine, Mineralstoffe und Spurenelemente in ihrem natürlichen Verhältnis enthält. Frisches Obst, Gemüse, Getreidekeimlinge und Kerne sind jedoch nicht nur ballaststoffreich und kalorienarm zugleich, sondern enthalten auch hochwertiges, cholesterinfreies Pflanzeneiweiß.
Rohkost ist also eine ausgewogene, vollwertige Ernährungsweise, die als Diät zur Gewichtsreduzierung ebenso geeignet ist wie zur Entschlackung und Rekonvaleszenz.
Bereits nach den ersten Tagen werden Sie ein erhöhtes körperliche Wohlbefinden spüren können, das sich in einem Gefühl der Leichtigkeit, Vitalität und Lebensfreude äußert. Doch probieren Sie die neue Rohkost-Diät selbst und Sie werden sehen, daß Abnehmen auch ohne hungern möglich ist.

Lemgo im Juli 1990

„Dein Essen sollte Medizin sein.
Deine Medizin sollte dein Essen sein."

Hippokrates

Was bedeutet Diät?

Diät stammt aus dem griechischen „Diata" und bedeutet Lebensweise. Wie aus dem Zitat hervorgeht, wurde in der hippokratischen Medizin ein direkter Zusammenhang zwischen Ernährung und Medizin gesehen und Diät als die Lehre von der gesunden Lebensweise betrachtet.
Heute wird Diät mit Schonkost oder Reduktionskost übersetzt und im allgemeinen als eine eingeschränkte Ernährungsweise verstanden, die von der gewohnten Alltagskost mehr oder weniger stark abweicht. Zur Gewichtsreduktion werden Diäten nur für einen kurzen Zeitraum, bei bestimmten Krankheiten aber auch lebenslang verordnet.

Wann ist eine Diät angezeigt?

Der Mensch scheint von Natur aus so veranlagt zu sein, daß er seine Gewohnheiten und Ernährungsweise erst dann in Frage stellt, wenn sich schmerzhafte Leiden einstellen und sein Leben nicht mehr reibungslos funktioniert. Wenn dann auch die schulmedizinischen „Wundermittel" nicht mehr helfen, sorgen wir uns um unseren Körper und sind bereit, unsere alltäglichen Gewohnheiten kritischer zu betrachten und unseren Lebenswandel in Frage zu stellen. Dies gilt sowohl

für körperliche als auch für seelische Leiden. Was liegt da näher als auf das zu achten, was wir täglich in uns „hineinstopfen" – und zwar nicht nur in Form von Nahrung; denn bekanntlich „fressen" wir auch Kummer in uns hinein. Die auf diese Weise schnell angegessenen Probleme verstärken dann häufig das ohnehin schon vorhandene Unwohlsein durch Übergewicht.
Bei näherer Betrachtung stellt sich meist heraus, daß eine Fehlernährung, die nicht nur ungesund und kalorienreich, sondern zugleich auch vitalstoffarm ist, entweder die Ursache ist oder als Folgeerscheinung von Depressionen für die unterschiedlichsten Leiden mitverantwortlich ist. Ob nun ein körperlich-seelisches Unbehagen verbunden mit Übergewicht oder eine spezielle Krankheit vorliegt, so ist eine ausgewogene Diät, die natürlichste und wirksamste Methode, den Körper wieder ins Gleichgewicht zu bringen.

Welche Kriterien sollte eine Diät erfüllen?

Dies ist natürlich stark von dem Anwendungsbereich abhängig. Soll mit der Diät der Heilungsprozeß einer bestimmten Krankheit unterstützt werden, steht eine Entschlackung und Reinigung im Vordergrund oder ist eine Gewichtsreduktion beabsichtigt?
Während bei einer Krankheit wie Neurodermitis eine reizstoffarme, tierisch eiweißfreie Kost angezeigt ist, stehen bei

einer Schlankheitskur gewöhnlich kalorienarme Nahrungsmittel auf dem Speiseplan. Doch unabhängig davon sollte die diätische Kost in jedem Fall zur Deckung des täglichen Vitaminstoffbedarfs ausreichen. Dies ist jedoch nur bei vollwertigen Lebensmitteln gegeben. Vollwertig ist ein Lebensmittel dann, wenn es unverändert und so naturbelassen ist wie eine frische, knackige Möhre oder ein saftiger Apfel.
Bei vielen Schlankheits-Diäten, die nach strengen Kalorientabellen aufgebaut sind, wird meist ein ohnehin schon vorhandener Vitalstoffmangel durch einseitige, denaturierte Kost noch verstärkt.
Wissenschaftliche Untersuchungen haben ergeben, daß der Körper auf eine reduzierte und minderwertige Kost mit einer Umstellung seines Verdauungsapparates reagiert. Bei sogenannten Hungerkuren stellt der Körper automatisch seine Verbrennung auf „Notprogramm“ ein, was einerseits zwar zu der erwünschten Gewichtsreduktion führen kann, andererseits aber zur Folge hat, daß nach Absetzen der Diät die gewohnte Nahrung nicht richtig verbrannt wird und somit die mühsam abgespeckten Pfunde rasch wieder zugelegt werden. Eine natürliche Regulierung des Körpergewichts kann also durch eine kurzfristige, einseitige Diät keinen Bestand haben, wenn sie anschließend nicht mit einer grundlegenden Ernährungsumstellung verbunden ist.
Eine Diät sollte daher auch bei einer gewünschten Gewichtsreduktion ausgewogen und schmackhaft sein. Die lästigen Pfunde werden nicht abgehungert, sondern dadurch abgebaut, daß die ungesunde, kalorienreiche Nahrung auf eine vitalstoffreiche, frische Kost umgestellt wird.

Kalorien zählen

Die alte Ernährungslehre

Erstaunlich viele Menschen schätzen sich ernährungsbewußt ein. Häufigster Grund hierfür ist das Errechnen der mit der Nahrung zugeführten Kalorien. Diese tägliche Prozedur, die in der Regel vor jedem Essen erfolgt, bestimmt die Zusammenstellung des Speiseplans nach festgelegten Kalorien-Tabellen und vermittelt das Gefühl, ernährungsbewußt zu leben. Liegt die Summe der täglich verspeisten Kalorien unter dem vorher bestimmten „Grenzwert", kommt Freude auf. Ist das Limit überschritten worden, weil etwa am Nachmittag ein Stück Sahnetorte dazwischen kam, meldet sich sofort das schlechte Gewissen. Reue stellt sich ein und bewirkt die feste Absicht, die zuviel genossenen Kalorien am nächsten Tag wieder abzuhungern.

Das Zählen von Kalorien kann auf diese Weise zu einer chronischen Abhängigkeit führen, die sogar krankhafte Ausmaße annehmen kann, indem sie unbemerkt zum Stimmungsbarometer für Wohlbefinden und Unbehagen wird.

Gesundheit und körperliches Wohlbefinden sind jedoch nicht von der Kalorienzahl der Nahrung, sondern vielmehr von dem biologischen Wert der Lebensmittel abhängig, der bei der ganzen Kalorientheorie völlig unbeachtet bleibt. Die Bewertung der Nahrung nach den Grundnährstoffen Eiweiß, Fett und Kohlenhydrate sowie nach dem daraus errechneten Kalorienwert gilt als längst überholt. Diese naturwissenschaftlich orientierte isolierte Inhaltstoffbetrachtung,

die bedauerlicherweise auch von der Deutschen Gesellschaft für Ernährung (DGE) immer noch vertreten wird, zählt heute zu der alten Ernährungslehre.
Die von der DGE empfohlene Nährstoffzufuhr, die bei Frauen mit 2100 kcal und bei Männern mit 2500 kcal angegeben wird, beinhaltet ebenfalls nur die Grundnährstoffe Eiweiß, Fett und Kohlenhydrate. All die übrigen Vital- und Wirkstoffe, zu denen auch die lebenswichtigen Vitamine, Mineralstoffe, Spurenelemente und Ballaststoffe sowie die Enzyme und Fruchtsäuren zählen, bleiben bei dieser veralteten Betrachtungsweise völlig unberücksichtigt.

Der biologische Wert zählt

Die neue Ernährungslehre

Während die alte Ernährungslehre immer noch Kalorein als Wertskala für die Ermittlung des Nährwerts der einzelnen Nahrungsmittel benutzt, steht bei der neuen Ernährungslehre der biologische Wert eines „Lebensmittels“ im Vordergrund. Prof. Werner Kollath, der als Begründer der modernen Vollwertkost gilt, hat in seinem Buch „Die natürliche Ordnung unserer Nahrung“ den Grundsatz geprägt „Laßt unsere Nahrung so natürlich wie möglich“. Zwecks Veranschaulichung der biologischen Wertigkeit hat Kollath eine Tabelle erstellt, welche die einzelnen Nahrungsmittel entsprechend ihrer Veränderung in sechs Gruppen unterteilt.:
Die erste Spalte enthält alle Lebensmittel, die naturbelassen,

unverändert und frisch sind. In der zweiten und dritten Spalte befinden sich frische, unerhitzte Lebensmittel, die nur mechanisch oder fermentativ verändert wurden, aber noch weitgehend alle Vitalstoffe in harmonischem Verhältnis und der von der Natur vorgesehenen Menge enthalten. Diese lebendige Nahrung, die zur Erhaltung der Gesundheit unerläßlich ist, wird zurecht als *Lebensmittel* bezeichnet. In den Spalten vier, fünf und sechs befinden sich die erhitzten, konservierten und präparierten *Nahrungsmittel,* die, im Gegensatz zu den vitalstoffreichen *Lebensmittel,* aufgrund ihrer Veränderung denaturiert sind und keine „belebende" Wirkung mehr besitzen. Sie sind als tote Nahrung lediglich Träger von Nährstoffen, reichen aber für die Erhaltung der Gesundheit nicht mehr aus.

Die Kollath-Tabelle, die mittlerweile auch von anderen Ernährungsexperten übernommen und differenziert worden ist, soll als Orientierungshilfe für die Zusammenstellung eines gesunden Speiseplans dienen. Sie birgt jedoch meines Erachtens – ebenso wie andere Tabellen – die Gefahr in sich, mißverstanden zu werden und die bereits weitverbreitete Einstellung, bald gar nichts mehr guten Gewissens essen zu können, unbeabsichtigt zu verstärken. Unsere Nahrung sollte schon so natürlich wie möglich sein, doch anhand dieser Tabelle könnte für den Laien leicht der Eindruck entstehen, daß beispielsweise rohe Eier oder gar Muscheln aufgrund ihrer Naturbelassenheit gesünder seien als gekochte Hülsenfrüchte oder Vollkornbrot, was ja scheinbar nicht beabsichtigt ist. Aus diesem Grund ist hier bewußt auf die Abbildung einer Tabelle verzichtet worden, denn Tabellen können niemals vollkommen sein. Das Leben ist einfach zu komplex, als daß es sich in ordentlich gezogenen Linien darstellen ließe. Mit der *Natürlichen Ordnung unserer Nahrung* hat Kollath dennoch ein System aufgestellt, das nicht nur die fatalen Fehler einer veralteten Ernährungswissenschaft aufzeigt, sondern gleichzeitig auch wegbereitend war für eine neue, ganzheitliche Ernährungslehre, deren Hauptanliegen das Erhalten der Gesundheit ist. Diese ist umso mehr gewährleistet, je naturbelassener unsere Nahrung ist und am natürlichsten ist und bleibt die Rohkost.

Schlank und gesund ohne zu hungern

Sich jeden Tag mit Genuß satt essen zu können und dabei nicht ein Gramm zuzunehmen, scheinen nach wie vor für die überwiegende Mehrheit der Menschen, die Gewichtsprobleme haben, zwei unvereinbare Gegensätze zu sein. Doch dem ist nicht so. Im Gegenteil, mit einer ausgewogenen, vitalstoffreichen Frischkost können Sie sich nicht nur schmackhaft und gesund sattessen ohne zuzunehmen, sondern Sie können damit auch abnehmen – vorausgesetzt Sie leiden an Übergewicht. Der Beweis dafür, daß sogar bei Fettsucht eine überkalorische, vitalstoffreiche Frischkost erfolgreicher ist als jede gewöhnliche Reduktionskost, hat Dr. med. M. O. Bruker in seiner lanjährigen Tätigkeit als Arzt und Ernährungsexperte erbracht. In der von ihm geleiteten psychosomatischen Klinik in Bad Salzuflen hat er an tausenden von fettsüchtigen Patienten beobachtet, daß diejenigen, die auf eine 800 Kalorien Reduktionskost gesetzt waren, relativ wenig an Gewicht abnahmen, während seine Patienten mit einer täglich 2000–3000 Kalorien enthaltenden Frischkost rapide an Gewicht verloren. Was sich anfänglich den Patienten und Außenstehenden als Phänomen darstellte, enthüllte sich lediglich als Beweiß dafür, daß, sowohl bei den verschiedensten Erkrankungen als auch bei Übergewicht, nicht die Quantität, sondern die Qualität der Nahrung den Heilungsprozeß, in diesem Fall die Gewichtsreduktion, herbeiführt. Hiermit wurde aber nicht nur die Behauptung vieler Oecotrophologen und Psychologen widerlegt, Gewichtsreduktion sei kalorienabhängig, sondern auch der weitverbreitete Irrtum, Fett mache fett. Das dem nicht so ist, lernt jeder Medizinstudent bereits in den ersten Semestern. Dies ist auch für den Laien leicht verständlich, wenn er weiß, daß das über die Nahung zugeführte Fett, ebenso wie die Kohlenhydrate, im Stoffwechsel zu Kohlensäure (CO_2) und Wasser (H_2O) abgebaut wird. Fettsucht ist also keine Krankheit, die durch Fettverzehr oder eine überkalorische Ernährung entsteht, sondern eine Stoffwechselerkrankung, deren Ursache eine vitalstoffarme Fehlernährung ist. Eine Heilung ist somit nur durch eine Ernährung möglich, die aufgrund ihres Gehalts an natürlichen Vital- und Wirkstoffen in der Lage ist, die gestörten Stoffwechselabläufe zu reaktivieren und auf diese Weise die ersehnte Gewichtsregulierung herbeizuführen.

Die Bedeutung der Rohkost

Alle wilden Tiere fressen seit jeher ihre Nahrung roh, wodurch sie alle notwendigen Vitalstoffe zu sich nehmen und weder Vitaminpräparate noch Knoblauchkapseln benötigen. Der Mensch ist zwar kein wildes Tier – schließlich hat er einen langen Zivilisationsprozeß hinter sich – dennoch lebt er in einem organischen Gefüge und wird auch heute noch von natürlichen Gesetzmäßigkeiten bestimmt. Bis vor etwa 50000 Jahren als das Feuer entdeckt wurde, war aber auch er ein Rohköstler, der sich vorwiegend von frischen Beeren, Kernen und Wildgemüse ernährte.

So war es ursprünglich von der Natur vorgesehen, doch mit der Evolution hat sich nicht nur der Mensch verändert, sondern auch seine Lebensweise und Eßgewohnheit. So wurde im Laufe der Zeit die gekochte Nahrung – aufgrund ihrer längeren Haltbarkeit – immer stärker der leicht verderblichen Rohkost vorgezogen. Der Vormarsch der Industrie in die Nahrungsmittelkette des Menschen hat dann die letzten ursprünglichen Eßgewohnheiten verdrängt und mit gigantischen Werbekampagnen Produkte auf den Markt gebracht, die nicht mehr nach gesundheitlichen Aspekten sondern ausschließlich nach Gewinnoptimierung produziert werden.

Diese Entwicklung hat uns ein mittlerweile unüberschaubares Spektrum an industriellen Nahrungsmitteln und Fertigprodukten beschert, die – mit immer größerem Energieaufwand produziert – zunehmend wertloser werden. Aus der Überforderung, die angesichts dieser wahnsinnigen

Produktpalette beim Einkauf entsteht, hat sich eine Gleichgültigkeit bei der Nahrungsauswahl entwickelt. Vergleiche zwischen den einzelnen Nahrungsmitteln beschränken sich zum größten Teil auf den Preis und beziehen nur in Ausnahmefällen die Qualität mit ein.

Unsere Nahrung ist aber nicht nur dazu da, um uns den Magen zu füllen, sondern sie ist und bleibt neben der Atemluft mit unsere wichtigste Energiequelle, die uns durch die verschiedensten Vitalstoffe unmittelbar mit frischer Lebenskraft versorgt und somit entscheidend unser körperlich-seelisches Wohlbefinden beeinflußt.

Es scheint nicht schwer verständlich, daß ein so sensibler Organismus wie der menschliche Körper nicht gesund und vital bleiben kann, wenn er sich täglich von ungesunden, vitalstoffarmen Nahrungsmitteln ernährt. Viele Krankheiten, deren Ursache lange Zeit unbekannt oder umstritten waren, werden zunehmend als Folge einer mangelhaften Ernährung erkannt. Bei Neurodermitis, Psoriasis, Rheuma, Allergien, Herz-Kreislauf-Erkrankungen oder Krebs ist der Zusammenhang zur Ernährung, mit der wir die Abwehrkräfte unseres Körpers stark beeinflussen, auch von der Schulmedizin nicht mehr zu leugnen.

Um den immer bedrohlicheren Umwelteinflüssen gewachsen zu sein und gesund zu bleiben, wird es zunehmend wichtiger, die körpereigenen Abwehrkräfte durch eine ausgewogene, vitalstoffreiche Kost zu stärken. Eine Rohkost, bestehend aus frischem Obst, Gemüse, Getreidekeimlingen und Kernen enthält alle lebenswichtigen Vitalstoffe wie Vitamine, Mineralstoffe und Spurenelemente in ihrem natürlichen Verhältnis und ist darüber hinaus noch reich an hochwertigem, cholesterinfreiem Pflanzeneiweiß. Der Körper bekommt durch Rohkost also alles, was er benötigt.

Die Grundlagen der neuen Rohkost-Diät

Rohkost ist nicht nur die natürlichste und gesündeste Ernährungsweise, sondern sie ist auch sehr abwechslungsreich und schnell zuzubereiten. Stellen Sie sich vor: Sie brauchen 14 Tage keinen Kochtopf anzufassen, haben nur einen äußerst geringen Abwasch, können sich täglich genußvoll und gesund sattessen und fühlen sich von Tag zu Tag leichter und beschwingter. Und – Ihre Pfunde verlieren Sie ganz unbemerkt ohne Hunger und Streß.
Die Grundlagen der Rohkost-Diät bilden frisches Obst, verschiedene Gemüsesorten, geschrotetes Getreide, Sprossen und Keime. Hinzu kommen noch verschiedene andere Zutaten, die, – falls sie nicht so geläufig sind – in der Warenkunde vor dem Rezeptteil näher erklärt werden.

Frisches Obst

Ob süß und saftig oder leicht säuerlich erfrischend, naturbelassenes, frisches Obst schmeckt aromatisch und wirkt äußerst belebend. Kein Wunder, denn Früchte sind von Natur aus reich an Vitaminen, Ballaststoffen, Frucht- und Traubenzucker sowie Fruchtsäuren. Eine besondere Bedeutung bekommt Obst auch durch den hohen Gehalt an Mineralstoffen wie Kalium, Calcium, Magnesium, Eisen und Phosphor.

Unterschieden werden die einzelnen Obstsorten in:

Beerenobst:	Erdbeeren, Johannisbeeren, Brombeeren, Himbeeren, Heidelbeeren
Kernobst:	Äpfel, Birnen
Steinobst:	Pflaumen, Kirschen, Pfirsiche, Aprikosen
Schalenobst:	Haselnüsse, Walnüsse, Mandeln
Südfrüchte:	Zitrusfrüchte, Bananen, Kiwis, Ananas

Die verschiedenen Obstsorten spielen bei der Rohkost-Diät eine entscheidende Rolle. Im morgendlichen Frischkorn-Müsli schmecken Äpfel, Birnen, Bananen und – je nach Jahreszeit – die heimischen Beeren sowie Nüsse und Mandeln am besten und sind auch am bekömmlichsten. Zitrusfrüchte und andere Obstsorten eignen sich gut für Fruchtsalate oder als kleine Zwischenmahlzeit.

Knackiges Gemüse

Statt Gemüse zu dünsten oder zu zerkochen, ist es wesentlich gesünder und schmackhafter, es frisch in Form von Rohkost-Salaten zuzubereiten. Diese Rohkost-Salate, die nach Belieben auch mit verschiedenen Früchten und Nüssen kombiniert werden können, lassen sich von süß bis pikant abschmecken.

In rohem Gemüse sind fast alle lebenswichtigen Vitalstoffe enthalten. Im einzelnen sind dies die Vitamine A, B, C, E und K sowie die Mineralstoffe Natrium, Kalium, Calcium, Magnesium, Phosphor und Eisen.

Wurzelgemüse (Fruchtbildung im Wurzelbereich):
Radieschen, Rettiche, Rote Bete, Möhren, Schwarzwurzeln, Kartoffeln, Zwiebeln etc.

Blattgemüse (Fruchtbildung im Blattbereich):
alle Salat- und Kohlarten, Spinat, Endivien, Petersilie etc.

Blütengemüse (Fruchtbildung in der Blüte):
Blumenkohl, Broccoli, Artischocken etc.

Fruchtgemüse: zu dieser Kategorie zählen alle Pflanzen, die im Samenbereich fruchten wie Erbsen, Bohnen, Linsen, Tomaten, Gurken, Kürbis, Mais, Soja und Getreide

Bis auf Kartoffeln, Bohnen und Hülsenfrüchte können fast alle Gemüsesorten roh verzehrt werden.

Kerniges Getreide

Getreide gehört zu der Gräserfamilie und zählt zu den ältesten Kulturpflanzen. Die einzelnen Sorten sind: *Buchweizen, Dinkel, Gerste, Hafer, Hirse, Mais, Reis, Roggen* und *Weizen.* Die verschiedenen Getreidesorten sind neben frischem Obst und Gemüse sowohl bei einer Vollwerternährung als auch bei der Rohkost-Diät von zentraler Bedeutung.

Da die im Getreidekorn enthaltnen Vitalstoffe nicht gleichmäßig verteilt sind, sondern sich in den Randschichten konzentrieren, ist es besonders wichtig, für die Zubereitung der verschiedenen Speisen das ganze Korn zu verwenden. Bei der Mehrzahl der industriell verarbeiteten Getreideprodukte bleibt dieser wichtige Aspekt jedoch völlig unberücksichtigt. Die mineralstoffhaltige Fruchtschale, die eiweiß- und fetthaltige Aleuronschicht sowie der vitaminreiche Keimling sind deshalb in den meisten handelsüblichen Getreideerzeugnissen nicht mehr enthalten oder weitgehend zerstört. Der Anteil und die Zusammensetzung der Inhaltstoffe sind natürlich bei jeder Getreidesorte etwas unterschiedlich. Im Durchschnitt enthält ein Getreidekorn etwa 12% Wasser, 10–11% Eiweiß, 2% Fett und 70% Stärke. Neben den ballaststoffreichen Rohfasern sind die Mineralstoffe Kalium, Eisen und Phosphor sowie die Vitamine A, B_1, B_2 und E von Bedeutung. Bei der Rohkost-Diät findet Getreide hauptsächlich im morgendlichen Frischkorn-Müsli Verwendung. Hierfür werden die verschiedenen Körner vorher in einer Getreidemühle frisch geschrotet oder durch eine Flockenquetsche gegeben. Je nach Verträglichkeit wird das geschrotete Getreide entweder über Nacht oder direkt vor der Zubereitung in etwas Wasser quellen gelassen. Für Müslis bieten sich fast alle Getreidesorten an. Diese können vorher gemischt oder Tag für Tag gewechselt werden.

Keime und Sprossen – kleine Wunderkörner

Getreide keimen zu lassen ist keine neue Erfindung unserer Zeit, sondern in alten Kulturen schon bekannt und sehr beliebt gewesen. Die in Vergessenheit geratenen Keime und Sprossen erfahren nur momentan eine Art Renaissance und

das hat seinen Grund. In den zarten, frischen Keimen wurde eine hohe Enzymkonzentration entdeckt, die den Stoffwechsel anregt, die natürliche Darmfunktion fördert und somit auch zu einer beschleunigten Gewichtsregulierung beiträgt. Ferner werden dadurch die Abwehrkräfte und Widerstandsfähigkeit des Körpers gestärkt und das körperlich-seelische Wohlbefinden gefördert.
Die kleinen Wunderkörner haben es also in sich und sind zudem noch leicht selbst zu züchten. Es gibt speziell dafür geschaffene Keimgeräte,doch ein einfaches Einweckglas eignet sich ebensogut. Als Getreide bietet sich Sprießkorn an, welches sich durch besonders hohe Keimfähigkeit auszeichnet. Es ist in Naturkostläden und Reformhäusern als Sprießkornweizen, -gerste und -hafer erhältlich.
Es können aber auch verschiedene Hülsenfrüchte (Linsen, Sojabohnen) sowie Kresse, Alfalfa- und Senfsamen zum Keimen gebracht werden.

Die Zubereitung

Geben Sie die gewünschten Körner oder Samen in ein Einweckglas, bedecken Sie sie mit Wasser und lassen sie etwa 12 Stunden quellen. Danach befestigen Sie mit einem Gummiring eine Gaze über dem Glas und gießen das Wasser ab. Das Keimwasser eignet sich übrigens hervorragend zum Gießen von Zimmerpflanzen. Das Glas bleibt dann in dieser Schräglage, damit auch das restliche Wasser abtropfen kann. Alle 12 Stunden spülen Sie die Körner einmal gut durch. Nach 1½ Tagen werden die ersten

Keime als kleine weiße Punkte sichtbar. Nach weiteren 1½ Tagen sollten sie gegessen werden, weil sie dann am besten schmekken und ihr Vitalstoffgehalt am höchsten ist.
Die Keimdauer, die bei Körnern und Samen zum Teil unterschiedlich ist, ist in dem jeweiligen Rezept genau angegeben.

Das Frischkorn-Müsli

Bei einer ausgewogenen, vitalstoffreichen Frischkost ist das tägliche Frischkorn-Müsli ebenso wichtig wie Rohkostsalate. Das Müsli aus dem frischgeschroteten Korn ist nicht nur gesund, sondern schmeckt zudem auch sehr gut.
Aufgrund seines rohen Getreideanteils versorgt es uns mit allen lebenswichtigen Vitalstoffen, wie zum Beispiel dem Vitamin B_1, das uns beim Verzehr von erhitztem Korn entgeht. Da sowohl konventionelle Getreideflocken als auch Vollkornflocken wärmegeschädigt sind, ist es ratsam, rohes Getreide in Form von gequollenem Schrot oder Keimlingen zum Hauptbestandteil des selbstkreierten Müslis zu machen.
Um sich sein Frischkorn-Müsli selbst zubereiten zu können, bedarf es keiner großen Getreidemühle, wie es etwa fürs Brotbacken erforderlich ist. Eine kleine Handmühle oder Omas alte Kaffeemühle erfüllen voll ihren Zweck, nämlich das Korn frisch schroten zu können. Dieses weichen Sie dann in Wasser ein und lassen es über Nacht oder auch tagsüber 6–8 Stunden quellen. Am nächsten Morgen können Sie den gequollenen Schrot ganz nach Belieben mit gemahlenen Leinsamen oder Mohn, verschiedenen Nüssen und Kernen

und nicht zuletzt mit frischen Früchten vermengen. Dann geben Sie wahlweise etwas Rohmilch, Sahne oder Biohurt darüber und schmecken das fertige Müsli mit Honig ab.
Bei einer Ernährungsumstellung kann es passieren, daß der gequollene Schrot aufgrund seiner leichten Säuerung nicht immer gleich gut vertragen wird. Als Alternative können Sie daher das Korn auch direkt vor der Zubereitung schroten. In diesem Fall lassen Sie den Schrot in wenig Wasser nur solange quellen, bis Sie die übrigen Zutaten ausgesucht und dazugegeben haben. Hafer bietet sich als weichste Getreidesorte ohnehin nicht für lange Quellzeiten an, da er dadurch eine bitteren Beigeschmack bekommt.
Für diese Variante der Zubereitung lohnt es sich, eine kleine handbetriebene Flockenquetsche anzuschaffen, mit der Sie aus verschiedenen Getreidekörnern die Flocken Ihrer Wahl selbst frisch herstellen können.
Wenn Sie weder eine kleine Mühle noch eine Flockenquetsche besitzen und auch nicht vorhaben, sich eine von beiden anzuschaffen, bereiten Sie Ihr Müsli einfach mit ganzen gekeimten Körnern zu. Das ist zwar noch etwas kerniger, schmeckt aber ebenso gut und ist noch gesünder.
Im folgenden „Müsli-Kapitel" finden Sie Müslis mit Keimen, geschrotetem Korn und mit frisch hergestellten Flocken. Gekaufte Flocken oder Müsli-Fertigmischungen sind nicht empfehlenswert und sollten – wenn überhaupt – wirklich nur ersatzweise Verwendung finden.

Zum Aufbau des 14-Tage-Plans

Eine Diät darf keine troslose Angelegenheit sein, deren Einhalten mehr Energie erfordert, als der Erfolg verspricht. Um den Speiseplan möglichst abwechslungsreich und so schmackhaft zu gestalten, daß auch die individuell unterschiedlichen Bedürfnisse befriedigt werden, ist er variabel angelegt. Das heißt, der angegebene Speiseplan hat die Funktion eines Rahmens, der die Auswahl der Zutaten sowie die Zubereitungsart vorgibt. Innerhalb dieses Rahmens ist jedoch genügend Platz, um die Diät individuell abzustimmen. Dem 14-Tage-Plan sind deshalb einige Rezepte vorangestellt, zwischen denen Sie jeden Tag wählen können. So beginnt jeder Tag mit einem Frischkorn-Müsli nach Ihrer Wahl. Sollte unter den folgenden Müsli-Rezepten keines dabei sein, das für Sie aufgrund der dazu benötigten frisch geschroteten Körner realisierbar ist, können Sie ersatzweise auch ein Fertig-Müsli aus dem Naturkostladen oder Reformhaus verwenden. Das ist zwar qualitativ nicht mit dem frisch geschroteten vergleichbar, aber immerhin noch besser, als die Diät gar nicht zu probieren.

Obwohl das morgendliche Frischkorn-Müsli gut sättigt und in der Regel bis zum Mittag vorhält, können Sie für den kleinen Hunger zwischendurch immer frisches Obst essen, etwa einen Apfel, eine Birne oder auch eine Banane oder eine Kiwi.

Mittags gibt es dann einen Rohkost-Salat, der nicht nur jeden Tag andere Zutaten enthält, sondern auch mit andern Dressings, die von würzig-pikant bis fruchtig-mild reichen, angemacht ist. Je nach Reichhaltigkeit des Salates können Sie dazu bzw. danach noch ein bis zwei Scheiben Vollkorn-Knäckebrot mit Quark, Kräuterbutter, Sesamus oder einem anderen vegetarischen Aufstrich Ihrere Wahl essen. Knäckebrot ist zwar gebacken und somit keine reine Rohkost, es ist aber – besonders im Vergleich zu anderem Brot – leicht verdaulich. Zudem erleichtert es die Diät. Das Vollkorn-Knäckebrot können Sie entweder nach Rezept (Seite 44) selbst backen oder gekauftes verwenden. Bei gekauftem Knäcke sollten Sie allerdings darauf achten, daß es auch wirklich aus Vollkorn gebacken ist.

Am Nachmittag können Sie dann zu einer Tasse Kräutertee oder Getreidekaffee einen selbst zubereiteten, honiggesüßten Snack oder bei Bedarf auch nur ein Stück frisches Obst essen. Am Abend gibt es wieder einen Rohkost-Salat, der – je nach Hunger – durch ein bis zwei Scheiben Vollkorn-Knäckebrot ergänzt werden kann.

Lassen Sie sich nicht durch das in fast jedem Salat-Rezept enthaltene Öl abschrecken, in der Befürchtung, daß Sie damit auf keinen Fall abnehmen werden. Wie in den einleitenden Kapiteln bereits ausführlich erklärt, kommt es primär nicht auf die Kalorienzahl der Nahrung an, sondern vielmehr auf deren biologische Wertigkeit. Kaltgepreßtes, unraffiniertes Pflanzenöl ist nicht vergleichbar mit den vielen denaturierten Ölen, die Sie versteckt mit Ihrer gewohnten Normalkost täglich zu sich nehmen. Nur kaltgepreßte, unraffinierte Pflanzenöle sind reich an ungesättigten Fettsäuren, die der Körper nicht selbst herstellen kann, die aber für seine Gesunderhaltung absolut notwendig sind.

Wenn Sie Durst haben, trinken Sie, aber möglichst kohlensäurefreies Mineralwasser, Kräutertee oder Getreidekaffee. Bohnenkaffee sollte nach Möglichkeit gemieden werden, da er – besonders in Kombination mit Rohkost – Unverträglichkeiten bewirken kann.

Tips für den Einkauf

Die immer bedrohlichere Ausmaße annehmende Schadstoffkonzentration in Luft, Wasser und Boden hat durch zunehmend schlechter werdende Umweltbedingungen auch unsere Nahrungsmittelkette nicht verschont gelassen. Da es sich hierbei jedoch nicht um ein regional begrenztes, sondern um ein globales Problem handelt, das lediglich in seiner Intensität regionalen Schwankungen unterliegt, ist heute noch nicht einmal mehr das eigenen Gartengemüse frei von schadhaften Belastungen.

Es ist daher gerade jetzt umso wichtiger, wenigstens bei den Grundnahrungsmitteln darauf zu achten, daß sie nicht zusätzlich noch mit chemischen Düngemitteln belastet sind. Dies ist jedoch nur noch bei Lebensmitteln aus kontrolliert biologischem Anbau gewährleistet.

Sie brauchen deshalb nicht gleich Ihre ganze Nahrung im Naturkostladen oder Reformhaus zu kaufen, doch besonders bei frischem Obst und Gemüse – aber auch bei Getreide – sollten Sie Ihrer Gesundheit zuliebe möglichst auf kontrolliert biologische Ware zurückgreifen. Diese können Sie übrigens auch auf den meisten Wochenmärkten direkt und frisch vom Erzeuger kaufen.

Einkaufs-Liste für 14 Tage
(ohne Frisch-Gemüse und Obst)

Die folgenden Zutaten bilden die Grundlage für eine gesunde und abwechslungsreiche Ernährung. Öle, Essig, Nußmuse, aber auch Sojasauce und ganze Kerne können Sie problemlos aufbewahren. Achten Sie jedoch darauf, daß diese Lebensmittel verschlossen, kühl und trocken lagern.

Getreide:
1 kg Sprießkorn-Weizen
1 kg Sprießkorn-Hafer
500 g Sprießkorn-Gerste
125 g Buchweizen
125 g Hirse

Ölfrüchte/Kerne:
125 g Leinsamen
125 g ungeschälter Sesam
125 g Mohn
125 g Sonnenblumenkerne
500 g Haselnüsse
500 g Mandeln
100 g Pistazien
50 g Pinienkerne
100 g Alfalfa-Samen
250 g Kokosraspeln

Trockenobst:
250 g ungeschwefelte Rosinen oder
250 g Korinthen
125 g Datteln
125 g ungeschwefelte Aprikosen

unraffiniertes Planzenöl:
0,5 l Sonnenblumenöl
0,5 l Olivenöl
Weizenkeimöl
(je die kleinste Maßeinheit)

Essig:
1 kleine Flasche Obst- oder Apfelessig
1 kleine Flasche Balsamessig
(Aceto, Balsamico)

Sonstiges:
500 g kaltgeschleuderter Akazienhonig
1 kleines Glas Haselnußmus
1 kleines Glas Mandelmus
1 kleines Glas Cashewnußmus
1 kleines Glas Sesamus
1 kleine Flasche Sojasauce (Tamari)

Milchprodukte:
2–3 Gläser Bioghurt (etwa 1,5 l)
2 Becher Sauerrahm (etwa 500 g)
1 Becher Creme Fraiche (etwa 200 g)
2 Becher saure Sahne (etwa 250 g)
250 g Butter

Getränke:
etwa 5 l kohlensäurefreies
Mineralwasser (Volvic)
1 Dose Getreide- oder Früchtekaffee
Kräutertees

Gewürze:
Meersalz
Kräutermeersalz
Oregano
Basilikum
Thymian
Muskat
Kümmel

Was Sie noch beherzigen sollten

Wenn Sie die letzten Seiten aufmerksam gelesen haben, sich jedoch vorher noch nicht bewußt mit Ernährung auseinandergesetzt haben, wird Ihnen sicher vieles neu und kompliziert erscheinen. Sollte dem so sein, lassen Sie sich nicht entmutigen, denn sobald Sie sich entschlossen haben, Ihren Körper mit einer vernünftigen, gesunden Ernährung aufzubauen, wird sich Ihr Gewichtsproblem von allein lösen. Das, was Ihnen jetzt noch schwierig oder gar unrealisierbar erscheinen mag, wird sich schnell – durch ein erhöhtes Wohlbefinden – in Ihr tägliches Leben integrieren. Das, was Sie jetzt vielleicht noch Überwindung kostet und Disziplin erfordert, ist dasselbe, was Sie bald nicht mehr missen möchten.

Um Ihnen den Einstieg in die Rohkost-Diät zu erleichtern, ist an dieser Stelle das Wesentliche noch einmal kurz zusammengefaßt:

1. **Eine vernünftige, gesunde Diät beginnt bei der Auswahl der Lebensmittel**

   Wählen Sie beim Einkauf die Lebensmittel bewußt aus. Versuchen Sie möglichst viel Obst, Gemüse und Getreide aus kontrolliert biologischem Anbau zu bekommen. Milchprodukte sollten ebenfalls aus biologischer Tierhaltung stammen. Trockenfrüchte, Nüsse, Mandeln und Kerne sowie Ölsamen (Leinsamen, Mohn) gibt es nur teilweise aus Bio-Anbau. Verwenden Sie nur kaltgepreßte, unraffinierte Pflanzenöle und kaltgeschleuderten, unbehandelten Honig (siehe Einkaufs-Liste).

2. **Das Einhalten des Diät-Plans**

Der Diät-Plan ist mehrfach erprobt und so gestaltet, daß Sie sich jeden Tag sattessen können. Aufgrund unterschiedlicher Lebensweise, Tätigkeit und Alter können jedoch individuelle Korrekturen erforderlich werden. In diesem Falle ist es ratsam, die angegebenen Portionen entweder zu vergrößern oder entsprechend zu verringern. Vermeiden Sie aber möglichst, eventuell auftretenden Hunger mit denaturierten Nahrungsmitteln wie Auszugsmehl-Produkten, Schokolade oder anderen zuckerhaltigen Süßigkeiten zu stillen. Essen Sie statt dessen lieber ein paar Nüsse, Rosinen oder frisches Obst.

3. **Bereiten Sie Ihre Speise liebevoll und bewußt zu**

Unterschätzen Sie nicht die Art und Weise, wie Sie Ihre Speise zubereiten. Ein hektisch und zerstreut zubereitetes Essen werden Sie kaum in Ruhe genießen können. Doch genau das ist bei einer Diät besonders wichtig. Nehmen Sie sich deshalb Zeit für die ohnehin kurze Zubereitung und erfahren diese als eine kreativen Akt, der dem des Malens oder künstlerischen Gestaltens ähnelt.

4. **Gönnen Sie sich Ruhe beim Essen!**

Die gesündeste und ausgewogendste Speise nützt Ihnen wenig, wenn Sie sie nicht in Ruhe und Dankbarkeit verzehren. Lassen Sie sich deshalb genug Zeit und kauen jeden Bissen ganz bewußt. Zu Ihrer eigenen Überraschung werden Sie vielleicht feststellen, wie wenig Sie benötigen, um sich satt zu essen.

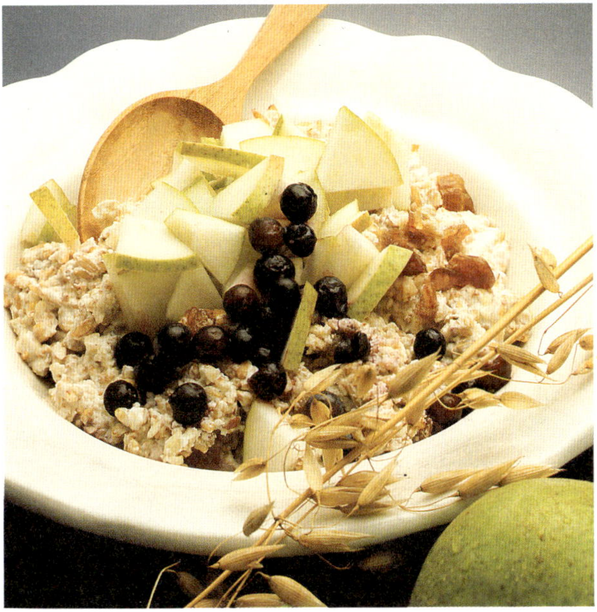

Frischkorn-Müslis & Snacks

Grundrezept für ein Frischkorn-Müsli

Zutaten für eine Person

Besorgen Sie sich zunächst biologisch angebautes Sprießkorn-Getreide aus Ihrem Naturkostladen oder Reformhaus. Weizen, Gerste und Hafer eignen sich besonders gut. Dann gehen Sie in folgender Weise vor:

1. Schroten Sie 2–3 Eßlöffel Weizen, Gerste, Hafer oder eine Mischung aus diesen Getreidesorten. Schroten Sie das Getreide nicht zu fein, die Körner sollten ein- bis zweimal gebrochen sein.
2. Rühren Sie den frischen Schrot mit 2–3 Eßlöffel möglichst kohlensäurefreiem Mineralwasser an.
3. Decken Sie den Schrot mit einer Untertasse ab und lassen ihn etwa 6–8 Stunden quellen. Alternativ hierzu können Sie den Schrot – wenn Sie ihn etwas feiner mahlen – oder auch die selbst gequetschten Flocken nach ein paar Minuten Quellzeit mit den übrigen Zutaten zu dem Müsli anrichten.
4. Nach der Quellzeit (meist morgens) geben Sie zu dem Schrot oder den Flocken wahlweise noch etwas Rohmilch, Sahne oder Bioghurt und rühren gehackte Nüsse, Mandeln und Rosinen darunter. Verwenden Sie für Ihr Frischkorn-Müsli möglichst unbehandeltes Obst, am besten aus kontrolliert biologischen Anbau. Schneiden Sie die Früchte klein und rühren Sie sie unter die anderen Zutaten. Dann schmecken Sie Ihr Müsli mit Honig ab und garnieren es nach Belieben mit Kokosraspeln, Zimt oder verschiedenen Kernen.
5. Genießen Sie Ihr Müsli in Ruhe und Dankbarkeit!

Schrot-Müsli mit Apfel und Banane

Zutaten:

1 EL Weizen, frisch geschrotet
1 EL Gerste, frisch geschrotet
1 EL Hafer, frisch geschrotet
je 1 EL gehackte Haselnüsse und Mandeln
1 gestr. EL ungeschwefelte Rosinen
2–3 EL Bioghurt oder Rohmilch
1–2 TL frisch gepreßten Zitronensaft
1–2 TL kaltgeschleuderter Akazienhonig
1 kleiner Apfel
1 kleine Banane

Zubereitung:

Den Weizen und die Gerste am Abend vorher frisch schroten, mit 2–3 Eßlöffel Wasser anrühren und über Nacht bedeckt quellen lassen.
Am Morgen den Hafer schroten und mit einem Eßlöffel Wasser daruntermengen. Dann die Nüsse, Mandeln, und Rosinen dazugeben. Den Bioghurt und Zitronensaft darübergießen und mit Honig abschmecken. Zum Schluß den Apfel feinraspeln, die Bananen in Stücke schneiden und unter das Müsli heben. Nach Belieben mit Kokosraspeln und Zimt garnieren.

Quellzeit: 6–8 Stunden

Zubereitungszeit: etwa 10 Minuten

Müsli mit Pinienkernen und Kiwi

Zutaten:

1 EL Weizen, frisch geschrotet oder gequetscht
2 EL Hafer, frisch geschrotet oder gequetscht
1 TL Mohn, frisch gemahlen
1 EL ungeschwefelte Rosinen
1 EL Pinienkerne
1 EL frisch gepreßter Orangensaft
1–2 TL geschlagene Sahne
1–2 TL kaltgeschleuderter Akazienhonig
½ Birne
1 Kiwi

Zubereitung:

Den Schrot oder die Flocken mit 3 Eßlöffel Wasser anrühren. Den Mohn, die Rosinen und die Pinienkerne dazugeben. Dann den Orangensaft, die Sahne und den Honig unterziehen.
Die Birne abwaschen, halbieren und mit Schale kleinschneiden. Die Kiwi schälen, in Stücke oder kleine Scheiben schneiden und über das Müsli verteilen.
Nach Belieben mit Zimt, Vanille und/oder Ingwer abschmecken.

Zubereitungszeit: etwa 10 Minuten

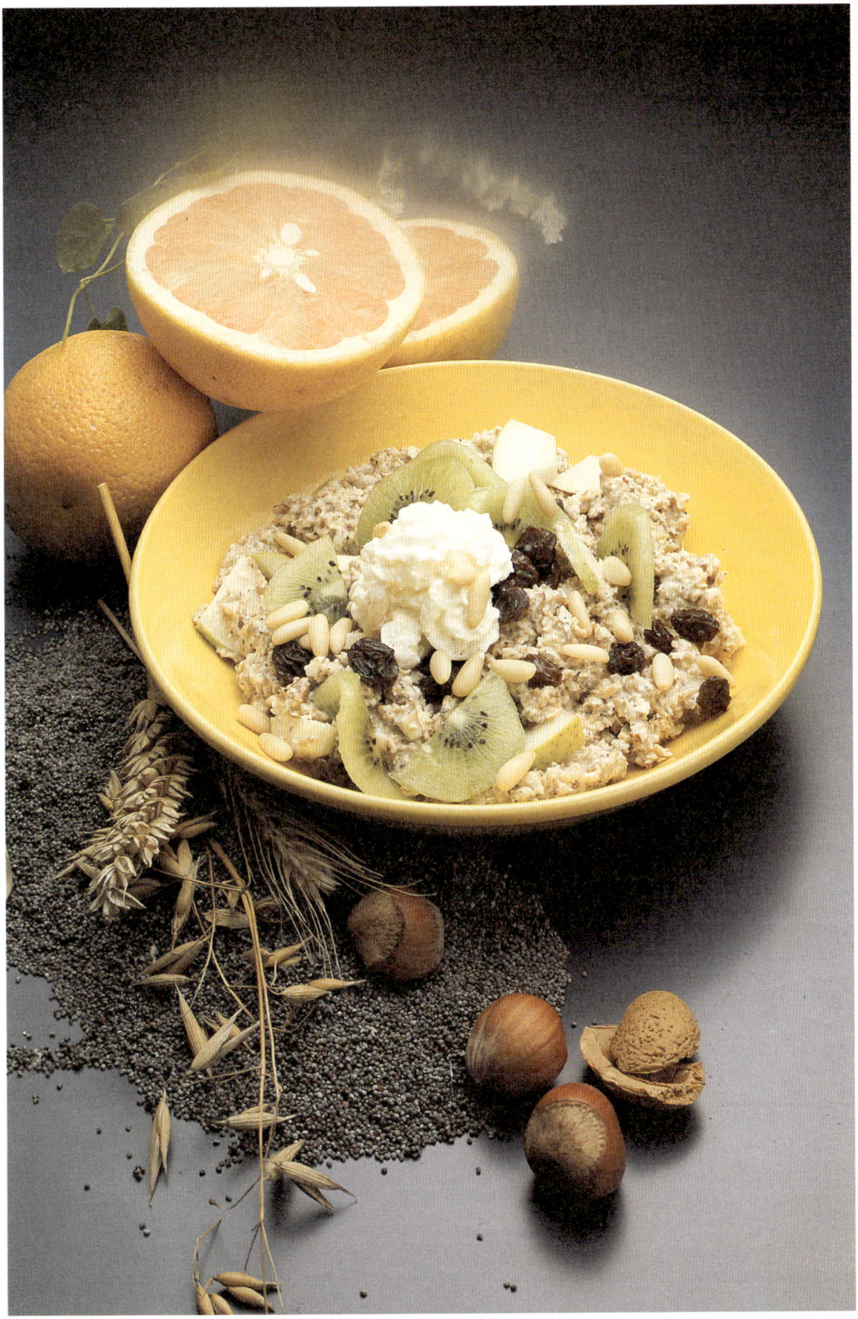

Frische Beeren auf Haferschrot

Zutaten:

3 EL Hafer, frisch geschrotet oder gequetscht
1 gestr. EL Leinsamen, frisch gemahlen
1 EL gehackte Haselnüsse oder Mandeln
1 EL Sonnenblumenkerne
2–3 EL Bioghurt
1–2 TL kaltgeschleuderter Akazienhonig
frische Beeren der Jahreszeit

Zubereitung:

Den frisch geschroteten oder gequetschten Hafer mit 2–3 Eßlöffel Wasser anrühren. Den Leinsamen, die Nüsse und Sonnenblumen dazugeben und den Bioghurt darunterrühren. Mit Honig abschmecken.

Die Beeren abspühlen, abtropfen lassen und über das Müsli verteilen. Nach Belieben mit Kokosraspeln bestreuen.

Zubereitungszeit: 10–15 Minuten

Beachten Sie, daß Sie bei gequetschtem Getreide unter Umständen etwas weniger Wasser brauchen als bei frisch geschrotetem. Das Korn sollte immer nur mit soviel Wasser verrührt werden, daß sich nichts absetzt.

Flocken-Müsli mit Quark und Datteln

Zutaten:

2 EL frische Haferflocken
1 EL frische Weizenflocken
je 1 EL gehackte Haselnüsse und Mandeln
4–5 getrocknete Datteln
2 EL Speisequark
2–3 EL Rohmilch
1–2 TL Ahornsirup oder Akazienhonig
1 EL frisch gepreßter Grapefruitsaft
1 EL Kokosraspeln
½ Birne
1 kleine Banane

Zubereitung:

Die frischen Flocken mit 3 Eßlöffel Wasser anrühren. Die Nüsse und Mandeln dazugeben. Die Datteln entkernen und kleinschneiden. Den Quark, die Milch, den Ahornsirup und den Grapefruitsaft darübergeben und mit Kokosraspeln bestreuen. Die Birne waschen, halbieren und mit Schale kleinschneiden. Die Banane in Scheiben schneiden und mit der Birne unter das Müsli heben.
Nach Belieben mit Zimt abschmecken.

Zubereitungszeit: etwa 10 Minuten

Müsli mit Weizenkeimen

Zutaten:

2 EL Weizenkeime
2 EL frische Haferflocken
1 EL gemahlenen Leinsamen
1 EL feingehackte Haselnüsse
1 EL Korinthen
1–2 TL frisch gepreßten Grapefruitsaft
3–4 EL Bioghurt
1–2 TL kaltgeschleuderter Akazienhonig
1 Nektarine
Zimt, Vanille

Zubereitung:

Den Weizen 2–2½ Tage keimen lassen (siehe Anleitung Seite 24). Dann die Keimlinge mit den Haferflocken und dem Leinsamen in einer Schale vermengen. Die Nüsse, Korinthen, den Grapefruitsaft und den Bioghurt dazugeben und alles miteinander verrühren. Mit Honig abschmecken.

Die Nektarine abwaschen, entkernen und in kleine Scheiben über das Müsli schneiden. Nach Belieben noch mit Zimt und Vanille abschmecken.

Keimzeit: 2–2½ Tage

Zubereitungszeit: 10–15 Minuten

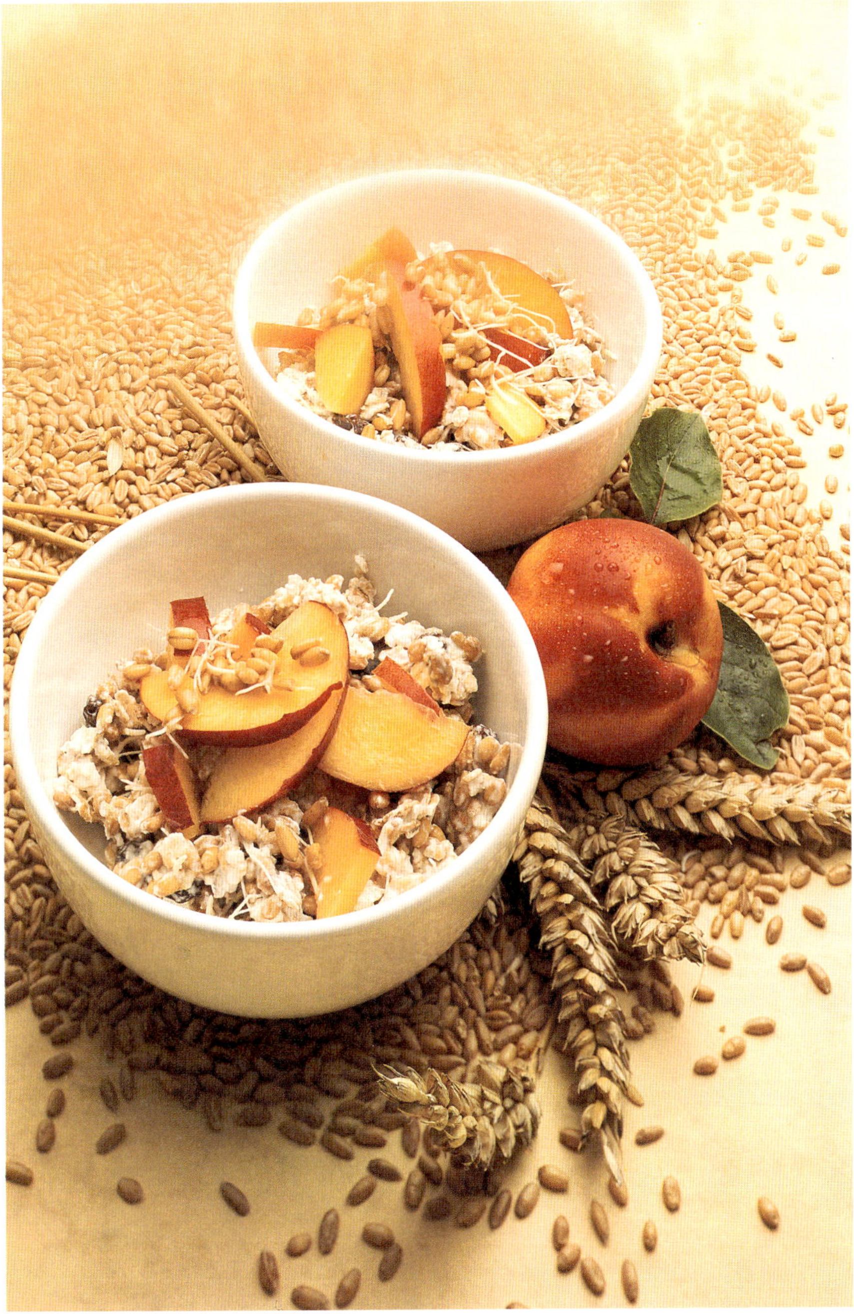

Zarte Keimlinge in Mandel-Kiwi-Quark

Zutaten:

1 EL Weizenkeime
2 EL Alfalfa-Sprossen
1 EL feingehackte Mandeln
1–2 frisch gepreßter Zitronensaft
2–3 EL Speisequark
1 gestr. EL Ahornsirup oder Akazienhonig
1 EL Kokosraspeln
1 Kiwi

Zubereitung:

Die etwa 2½ Tage gekeimten Weizenkörner und die 3–4 Tage gekeimten Alfalfa-Sprossen mit den Mandeln, dem Zitronensaft und dem Quark verrühren. Eventuell noch etwas Milch zugeben. Den Ahornsirup und die Kokosraspeln unterziehen. Die Kiwi schälen und in Stückchen schneiden und untermengen. Bei Bedarf können Sie auch noch eine kleine Banane dazugeben.

Keimdauer: 3–4 Tage

Zubereitungszeit: etwa 10 Minuten

Beachten Sie, daß die Alfalfa-Sprossen täglich ein- bis zweimal befeuchtet werden müssen. Das Wasser muß auch immer wieder gut abtropfen können, damit die Sprossen keinen Schimmel ansetzen.

Fünfkorn-Müsli

Zutaten:

1 TL Weizen
1 TL Gerste
1 TL Buchweizen
1 TL Hirse
1 EL Hafer
1 EL gehackte Haselnüsse oder Mandeln
1 EL Sonnenblumenkerne
1 EL ungeschwefelte Rosinen
2–3 EL Bioghurt
1 EL frisch gepreßten Grapefruitsaft
1–2 TL kaltgeschleuderter Akazienhonig
½ Apfel oder Birne
1 kleine Banane

Zubereitung:

Den Weizen, die Gerste, den Buchweizen und die Hirse am Abend frisch schroten, mit etwa 3 Eßlöffel Wasser anrühren und bedeckt über Nacht quellen lassen.
Am Morgen den Hafer schroten oder quetschen und dazugeben. Die Nüsse, die Sonnenblumenkerne, die Rosinen und den Bioghurt unterziehen und mit Grapefruitsaft und Honig abschmecken. Den Apfel waschen und feinraspeln, die Banane in Stücke schneiden. Das Obst unter das Müsli mengen und nach Belieben noch mit Zimt und/oder Vanille abschmecken.

Quellzeit: 6–8 Stunden

Zubereitungszeit: etwa 10 Minuten

Vollkorn-Knäckebrot

Zutaten für ein Blech:

250 g Weizenvollkornmehl
etwa 175 ccm Wasser
½ Päckchen Trockenhefe
3 EL unraffiniertes Sonnenblumenöl
½ TL Meersalz
1–2 EL Mohn, 1–2 EL Sesam

Zubereitung:

Das möglichst frisch gemahlene Weizenvollkornmehl mit dem handwarmen Wasser und der Hefe zu einem geschmeidigen Teig kneten, der weder an der Hand noch am Schlüsselrand kleben sollte. Den Teig 15–20 Minuten bedeckt warmstellen. Die Temperatur sollte jedoch nicht über 30 °C liegen.
Dann das Öl und das Meersalz dazugeben und den Teig nochmals gut kneten.
Den Backofen auf 225 °C vorheizen.
Ein Blech mit Mehl bestreuen und den Teig mit dem Nudelholz darauf gleichmäßig ausrollen. Die eine Hälfte des Bleches mit Mohn, die andere Hälfte mit Sesam bestreuen und die Körner mit dem Nudelholz in den Teig drücken. Den Teig bereits jetzt in die gewünschte Scheibengröße (etwa 12 Scheiben) schneiden und mit der Gabel mehrmals einstechen.
Nochmals etwa 5 Minuten bedeckt ruhen lassen.
Im Backofen bei 225 °C 10–15 Minuten backen.

Zubereitungszeit: etwa 60 Minuten

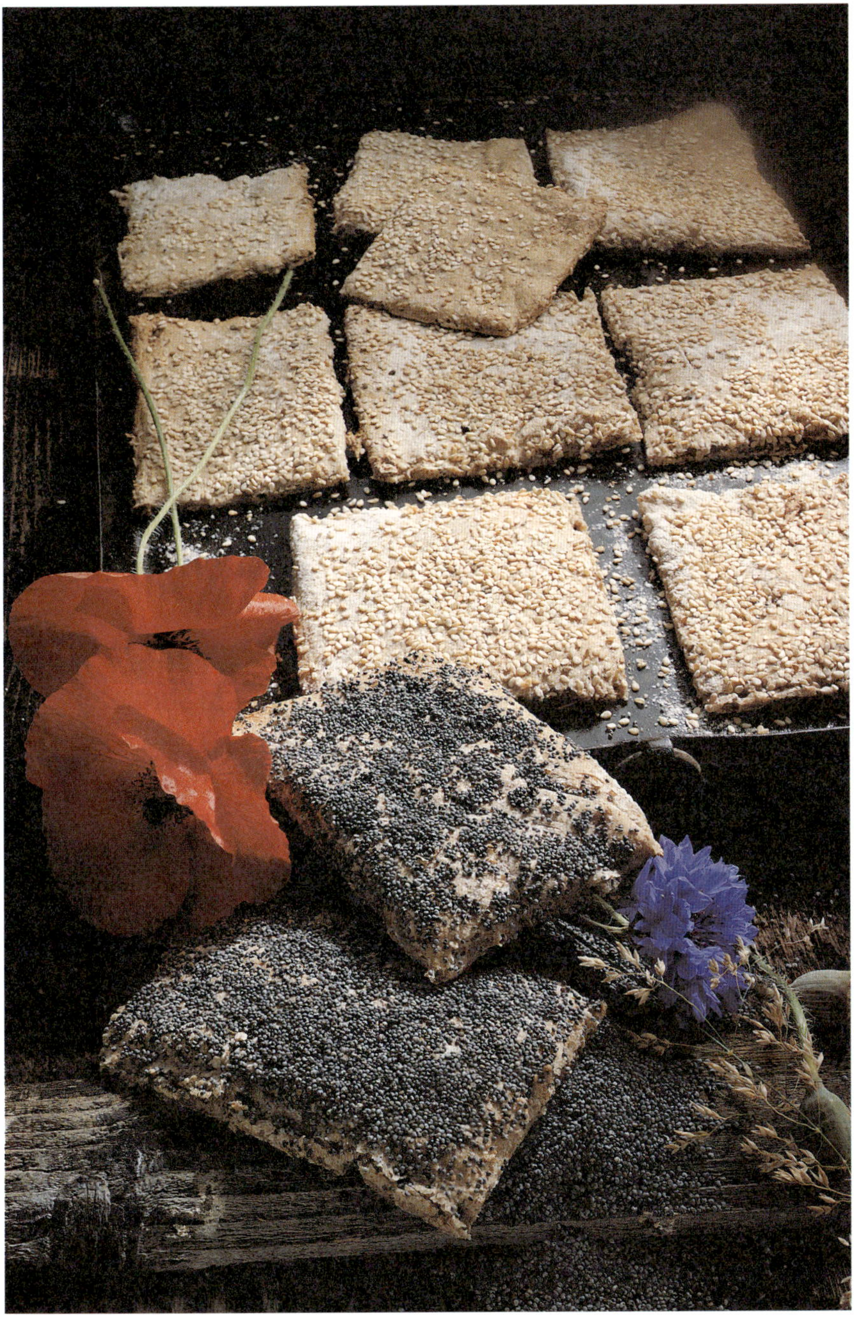

Knabbermischung

Diese schnell zubereitete Mischung ist ein leckerer und gesunder Ersatz für all die bunten Zuckermischungen. Obwohl die hier angegebene Menge von vielen sicherlich mühelos auf einmal verspeist werden könnte, sollte sie dennoch für etwa 10 Portionen, mindestens jedoch für eine Woche ausreichen.

Zutaten für etwa 500 g Trockenmischung:

1 Tasse (etwa 100 g) Haselnüsse
1 Tasse (etwa 100 g) Mandeln
2–3 EL Sonnenblumenkerne
1 EL Pinienkerne
1 Tasse ungeschwefelte Weinbeeren
etwa 6 getrocknete Datteln
etwa 6 getrocknete Aprikosen
bei Bedarf: 3–4 EL getrocknete Bananenchips
1 EL Kokosraspeln

Zubereitung:

Zuerst die Nüsse, Mandeln, Sonnenblumenkerne, Pinienkerne und Weinbeeren miteineander vermengen. Die Datteln und Aprikosen etwas zerkleinern und mit den anderen Zutaten unter die Kerne mengen.

Zubereitungszeit: etwa 10 Minuten

Apfel-Müsli-Torte

Diese leckere und schnell zubereitete Torte braucht noch nicht einmal gebacken zu werden.

Zutaten für eine 26er Springform

für den Boden:

250 g frischen Haferschrot oder Haferflocken
40 g Butter
1 EL kaltgeschleuderter Honig (Wildblüte)
1 TL Mandelmus

für die Füllung:

250 g Äpfel, geraspelt
1 EL kaltgeschleuderter Honig (Wildblüte)
1 geh. TL Kokosraspeln
1 gestr. EL ungeschwefelte Rosinen
2 geh. EL gehackte Mandeln
etwas geriebene Zitronenschale
¼ TL Zimt
¼ TL Vanille
1 Messerspitze gemahlene Nelken

Zubereitung:

Nach Möglichkeit den Hafer frisch schroten und mit Butter, Honig und Mandelmus zu einem Teig kneten. ⅔ des Teiges in eine Springform geben und mit einer Teigkarte fest andrücken. Dann die Äpfel mit dem Honig, den Kokosraspeln, Rosinen und Mandeln vermengen. Die Zitronenschale und Gewürze darun-

termischen. Falls die Äpfel zu saftig sind, den Saft vorher abgießen und aufbewahren oder gleich trinken. Die Apfelmasse auf den Boden streichen. Die Kokosraspeln zu dem verbliebenen Teig geben und zu Streußel verarbeiten. Die Streußel gleichmäßig auf die Füllung verteilen.
Statt Äpfel eignen sich auch andere Früchte wie zum Beispiel Bananen. Bei dieser Variante lassen sich die hier angegebenen Zutaten für die Füllung allerdings nicht so gut vermengen. In diesem Fall bietet sich an, die in Scheiben geschnittenen Bananen auf dem Boden mit den anderen Zutaten zu verteilen.

Zubereitungszeit: etwa 20 Minuten

Goffios

getrocknete Getreidebällchen

Zutaten:

150 g Weizen, frisch geschrotet
50 g Haselnüsse
50 g ungeschwefelte Rosinen
20 g Kokosflocken
20 g feine Haferflocken
30 g Sonnenblumenkerne
3–4 EL Honig

Zubereitung:

Alle Zutaten gut miteinander vermengen. Dann soviel Wasser zugeben (2–3 EL), bis sich aus der Masse kleine Kugeln formen

lassen, die weder an den Händen kleben noch auseinanderfallen. Optimal ist es, die Bällchen an der Sonne zu trocknen. Sie können aber auch bei Zimmertemperatur getrocknet oder gleich verzehrt werden.
Richtig durchgetrocknet sind die Bällchen nach 2–3 Tagen.

Zubereitungszeit: etwa 15 Minuten

Krokant-Schnitten

Diese leckeren Schnitten sind als gesunde Alternative gedacht, um all den zuckersüßen Verführungen gelassen widerstehen zu können. Bis auf drei Zutaten, die leicht angeröstet werden, ist alles naturbelassen.

Zutaten für etwa 10 Schnitten:

2 EL Butter
1 geh. EL gehackte Haselnüsse
1 geh. EL gehackte Mandeln
1 gestr. EL ungeschälter Sesam
1 Tasse Hafer (etwa 100 g) mittelfein geschrotet, ersatzweise
1 Tasse feine Haferflocken
1 geh. EL Korinthen oder Rosinen
1 EL Kokosraspeln
1 geh. EL kaltgeschleuderter, cremiger Honig
je eine Messerspitze Zimt und Vanille

Zubereitung:

Die Butter in die Pfanne geben und ganz leicht erhitzen. Die Nüsse, Mandeln und den Sesam hineinschütten und unter ständigem Rühren in der Butter leicht anrösten.

Den Hafer möglichst frisch feinschroten. Die Pfanne von der Kochstelle nehmen und etwas abkühlen lassen. Dann den Hafer, die Korinthen und Kokosraspeln darunterrühren. Die Masse in eine große Schale geben und mit der Hand den Honig und die Gewürze unterkneten. Die Masse sollte jetzt schon etwas zusammenhalten. Auf der Arbeitsplatte die Masse mit zwei breiten Messern oder Teigkarten zu einem Quadrat von etwa 10 × 10 cm ausdrücken. Damit die Schnitten nach vollständigem Abkühlen auch wirklich schön fest sind, einige Male von den Seiten und oben festdrücken.

Zum Schluß mit dem Messer in Rechtecke von etwa 2 × 5 cm schneiden. Vorsichtig auf ein Brett legen und zum völligen Auskühlen beiseitestellen.

Zubereitungszeit: etwa 25 Minuten

Kühl und trocken gelagert, können die Krokant-Schnitten 10 – 14 Tage aufbewahrt werden.

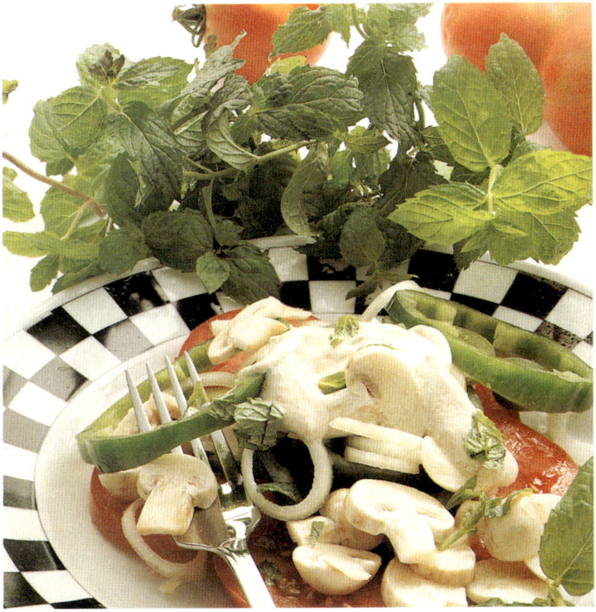

14-Tage-Plan

14-Tage-Plan

Übersicht

1. Tag

morgens: **Frischkorn-Müsli nach Wahl**
1 Tasse Kräutertee oder Getreidekaffee

zwischendurch: frisches Obst der Jahreszeit, vorzugsweise heimische Sorten

mittags: **Griechischer Bauernsalat**

Zutaten:

2 EL unraffiniertes Olivenöl
1 EL Obstessig
1 TL Tahin (Sesammus)
Kräutermeersalz
1 kleine Knoblauchzehe
je 1 MS getrocknetes Oregano und Basilikum
½ Weißkohl (etwa 200 g)
2 kleine Tomaten
½ Salatgurke
etwa 25 g griechischer Schafskäse
5 schwarze Oliven
2–3 eingelegte Peperoni

Zubereitung:

Das Öl mit dem Essig und Kräutermeersalz verrühren. Die Knoblauchzehe in die Sauce drücken und mit Oregano und Basilikum abschmecken. Den Weißkohl säubern und feinhobeln. Mit der Hand in das Dressing „kneten" oder vorher mit dem Nudelholz walzen. Die Tomate und die Gurke abwaschen, in Stücke schneiden und mit dem Kohl in der Sauce vermengen. Den

Schafskäse darüber zerbröseln und den Salat mit Oliven und Peperoni garnieren.

Zubereitungszeit: etwa 20 Minuten

Bei Bedarf: 1 Scheibe Vollkorn-Knäckebrot

nachmittags: 1 Tasse Kräutertee oder Getreidekaffee
1–2 Goffios (siehe Rezept Seite 48)

abends: **Pikanter Rote Bete-Salat mit Alfalfa-Sprossen**

Zutaten:

1 EL unraffiniertes Sonnenblumenöl
1 EL Apfelessig, 3–4 EL Kefir
1 kleine Schalotte
½ TL getrocknetes Basilikum, 2–3 Stengel frische Petersilie
Meersalz
1 mittelgroße rote Bete (etwa 175 g)
etwa 2 EL Alfalfa-Sprossen, ersatzweise
Sonnenblumenkerne oder Kürbiskerne

Zubereitung:

Das Öl mit dem Essig und Kefir verrühren. Die Schalotte und die Petersilie feinhacken und unter die Sauce ziehen. Mit Basilikum und Meersalz abschmecken. Die Rote Bete abwaschen, bürsten und feinraspeln. Den Salat gut durchrühren und mit Alfalfa-Sprossen, Sonnenblumenkernen oder Kürbiskernen garnieren.

Zubereitungszeit: etwa 10 Minuten

Bei Bedarf: 1 Scheibe Vollkorn-Knäckebrot mit Kräuter- oder Knoblauchbutter

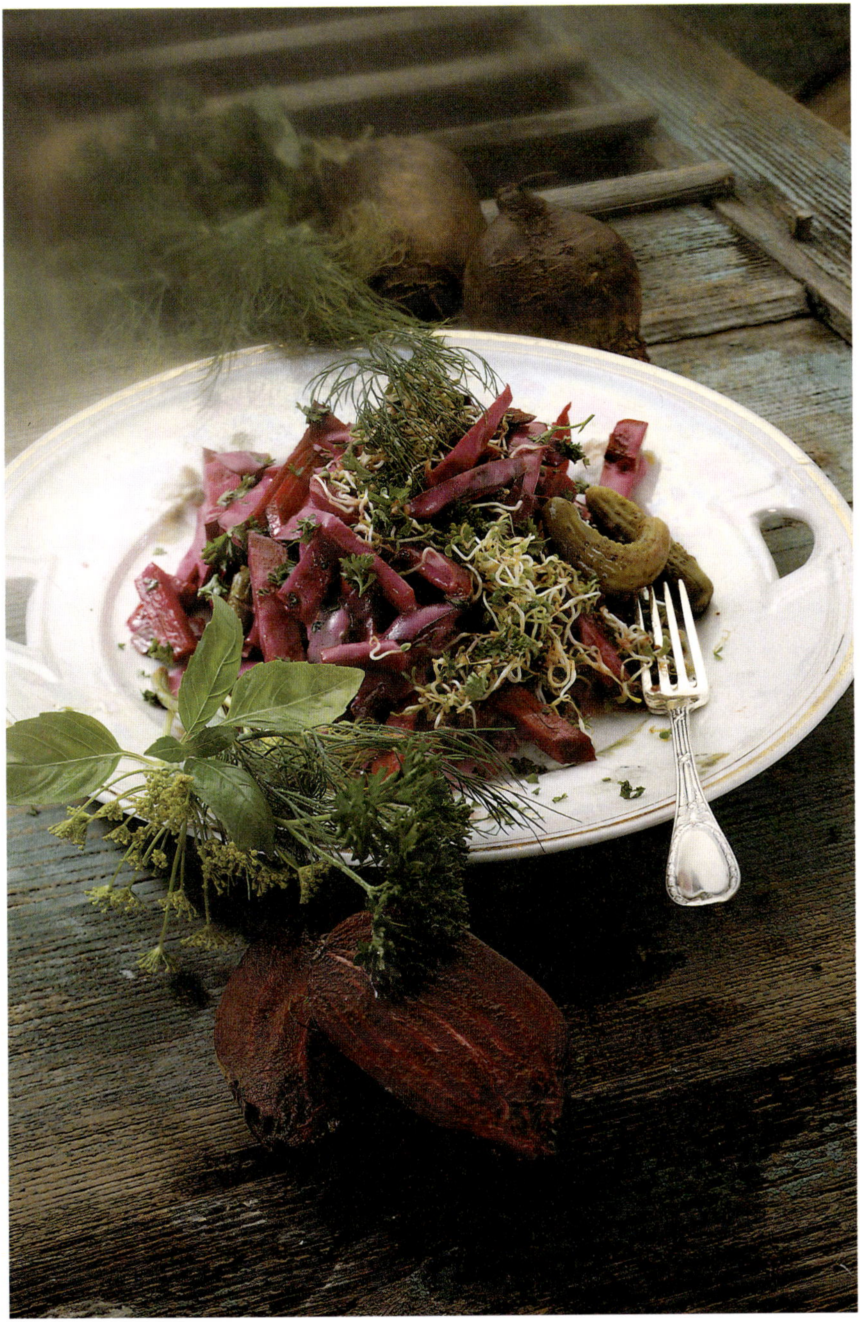

2. Tag

morgens: **Frischkorn-Müsli nach Wahl**
1 Tasse Kräutertee oder Getreidekaffee

zwischendurch: frisches Obst der Jahreszeit

mittags: **Eisberg-Salat mit Möhren und Radies**

Zutaten:

1 EL Weizenkeimöl
1 EL frisch gepreßter Zitronensaft
3 EL Sauerrahm oder Bioghurt
1 kleine Knoblauchzehe
3–4 Stengel frische Petersilie, feingehackt
1 Prise Meersalz
½ Eisberg-Salat, 2 Möhren (etwa 175 g)
1 kleine Schalotte, 2–3 Radieschen

Zubereitung:

Das Öl mit dem Zitronensaft und dem Sauerrahm verrühren. Die Knoblauchzehe hineindrücken und die Petersilie unterziehen. Mit Meersalz abschmecken.
Den Salat abspülen, abtropfen lassen und in mundgerechte Stücke brechen. Die Möhren bürsten, abwaschen und in den Salat raspeln. Die Schalotte schälen und in dünne Ringe schneiden. Die Radieschen in Scheiben schneiden und alles miteinander vermengen.

Zubereitungszeit: etwa 15 Minuten

Bei Bedarf: 1Scheibe Vollkorn-Knäcke mit Kräuterbutter

nachmittags: 1 Tasse Kräutertee oder Getreidekaffee
1 Krokant-Schnitte (siehe Rezept Seite 49)

abends: Chicoree in Sesamdressing

Zutaten:

1 EL unraffiniertes Sonnenblumenöl
1 TL Apfelessig
1 TL Tahin (Sesammus)
2 EL Bioghurt
Meersalz
2 Chicoree
1–2 EL Sonnenblumenkerne

Zubereitung:

Das Öl mit dem Essig, dem Tahin und dem Bioghurt verrühren. Mit Meersalz abschmecken. Die Chicoree waschen und die bitteren Strünke keilförmig herausschneiden. Dann die Chicoree in dünne Streifen schneiden und unter die Sauce ziehen. Die Sonnenblumenkerne unter den Salat mengen und mit frischer Petersilie oder Keimen garnieren.

Dazu: 2 Scheiben Vollkorn-Knäckebrot mit Avocado-Creme
1 Glas Mineralwasser

Für die Creme die Avocado schälen und entkernen. Mit einer Gabel die Avocado in einer Schale zerdrücken. Eine kleine Knoblauchzehe hineindrücken und verrühren. Mit Kräutermeersalz abschmecken.

Zubereitungszeit: etwa 20 Minuten

3. Tag

morgens: **Frischkorn-Müsli nach Wahl**
1 Tasse Kräutertee oder Getreidekaffee

zwischendurch: frisches Obst der Jahreszeit

mittags: **Gemischter Salat mit frischen Champignons**

Zutaten:

2 EL unraffiniertes Sonnenblumenöl
1 EL Obstessig
1 EL Crème fraiche
Kräutermeersalz
½ Bund Schnittlauch, ½ Bund Petersilie
½ Kopfsalat, 1 mittelgroße Möhre
2 Tomaten
etwa 75 g frische Champignons

Zubereitung:

Das Öl mit dem Essig und der Crème fraiche verrühren und mit Kräutermeersalz abschmecken. Den Schnittlauch und die Petersilie abspülen und abtropfen lassen. Dann feinhacken und unter die Sauce ziehen. Das Gemüse abwaschen bzw. putzen. Den Salat in mundgerechte Stücke brechen, die Möhre in Halbmonde schneiden. Die Tomate und Champignons in Scheiben schneiden und alles mit der Sauce vermengen. Nach Belieben mit frischen Keimen garnieren.

Zubereitungszeit: etwa 15 Minuten

Bei Bedarf: 1Scheibe Vollkorn-Knäckebrot mit Quark

nachmittags: 1 Tasse Getreidekaffee
1 Portion Knabbermischung (Rezept S. 46)

abends: **Eisberg-Salat mit Früchten**

Zutaten:

125 g Kefir
1 TL Haselnußmus
1–2 TL frisch gepreßter Zitronensaft
1 TL Akazienhonig
½ Eisberg-Salat
1 Pfirsich
1 Birne oder Apfel
1 kleine Banane

Zubereitung:

Den Kefir mit dem Nußmus, dem Zitronensaft und dem Honig verrühren. Den Salat abspülen und abtropfen lassen. Dann in mundgerechte Stücke brechen und unter das Dressing heben. Den Pfirsich und die Birne waschen, entkernen und in kleine Stücke schneiden. Die Banane in Scheiben schneiden und alles miteinander vermengen.

Zubereitungszeit: etwa 10 Minuten

Bei Bedarf: 1 Scheibe Vollkorn-Knäckebrot mit Morzarella
1 Glas Mineralwasser

4. Tag

morgens: **Frischkorn-Müsli nach Wahl**
1 Tasse Kräutertee oder Getreidekaffee

zwischendurch: frisches Obst der Jahreszeit

mittags: **Kohlrabi in Kräuter-Dressing**

Zutaten:

1 EL unraffiniertes Distelöl
1 TL Obstessig, 1 geh. EL Sauerrahm
2–3 Stengel frische Petersilie, 2–3 Stengel frischen Dill
1 kleines Bund Schnittlauch
Kräutermeersalz, geriebene Muskatnuß
2 junge, zarte Kohlrabis, 2–3 frische Blätter Salat
zum Garnieren: 1 kleine Möhre, 1 TL schwarzer Sesam

Zubereitung:

Das Öl mit dem Essig und Sauerrahm verrühren. Die Petersilie, den Dill und den Schnittlauch abspülen, abtropfen lassen und feinhacken. Dann die Kräuter und das Dressing ziehen und mit Meersalz und Muskatnuß abschmecken. Die Kohlrabis, die Salatblätter und die Möhre abwaschen. Die Kohlrabis in dünne Streifen schneiden oder grob raspeln und unter das Dressing rühren. Eine andere Schale mit den Salatblättern auslegen. Die Kohlrabis daraufgeben und mit dünnen Möhrenstiften und schwarzem Sesam garnieren.

Zubereitungszeit: etwa 15 Minuten

Bei Bedarf: 1 Scheibe Vollkorn-Knäckebrot mit Quark

nachmittags: 1 Tasse Kräutertee oder Getreidekaffee
1–2 Goffios (Rezept S. 48)

abends: Pikanter Sauerkraut-Salat

Zutaten:

etwa 200 g Sauerkraut, möglichst nicht pasteurisiert
2–3 milchsauer eingelegte Gurken
etwa 75 g milchsauer eingelegte rote Beten
125 g Bioghurt
1 TL Sojasauce

Zubereitung:

Das Sauerkraut in eine Schale geben. Die Gurken und die roten Beten kleinschneiden und mit dem Sauerkraut vermengen. Den Bioghurt darübergießen und unter das Gemüse rühren. Mit Sojasauce abschmecken.
Dieser schnell zubereitete Salat kann nach Belieben noch mit verschiedenen Kernen und/oder Keimen garniert werden.

Zubereitungszeit: etwa 5 Minuten

Dazu: 1–2 Scheiben Vollkorn-Knäckebrot mit Kräuterbutter
Quark oder Sesamus
1 Glas Mineralwasser

5. Tag

morgens: **Frischkorn-Müsli nach Wahl**
1 Tasse Kräutertee oder Getreidekaffee

zwischendurch: frisches Obst der Jahreszeit

mittags: **Apfel-Möhren-Rohkost**

Zutaten:

1 EL unraffiniertes Sonnenblumenöl
1 EL frisch gepreßter Zitronensaft
1 EL Bioghurt
1 mittelgroßer Apfel
2 mittelgroße Möhren (etwa 175 g)
1 EL gehackte Haselnüsse
1 EL Kokosraspeln
1–2 Weizenkeime oder Alfalfa-Sprossen

Zubereitung:

Das Öl mit dem Zitronensaft und Bioghurt verrühren und mit einer Prise Meersalz abschmecken. Den Apfel und die Möhren abwaschen. Den Apfel entkernen und grobraspeln. Die Möhren ebenfalls grobraspeln und mit dem Apfel in der Sauce vermengen. Die Nüsse und Kokosraspeln dazugeben und unterrühren. Den Salat mit Keimen garnieren.

Zubereitungszeit: etwa 10 Minuten

Dazu: 1 Scheibe Vollkorn-Knäckebrot mit Quark oder Butter

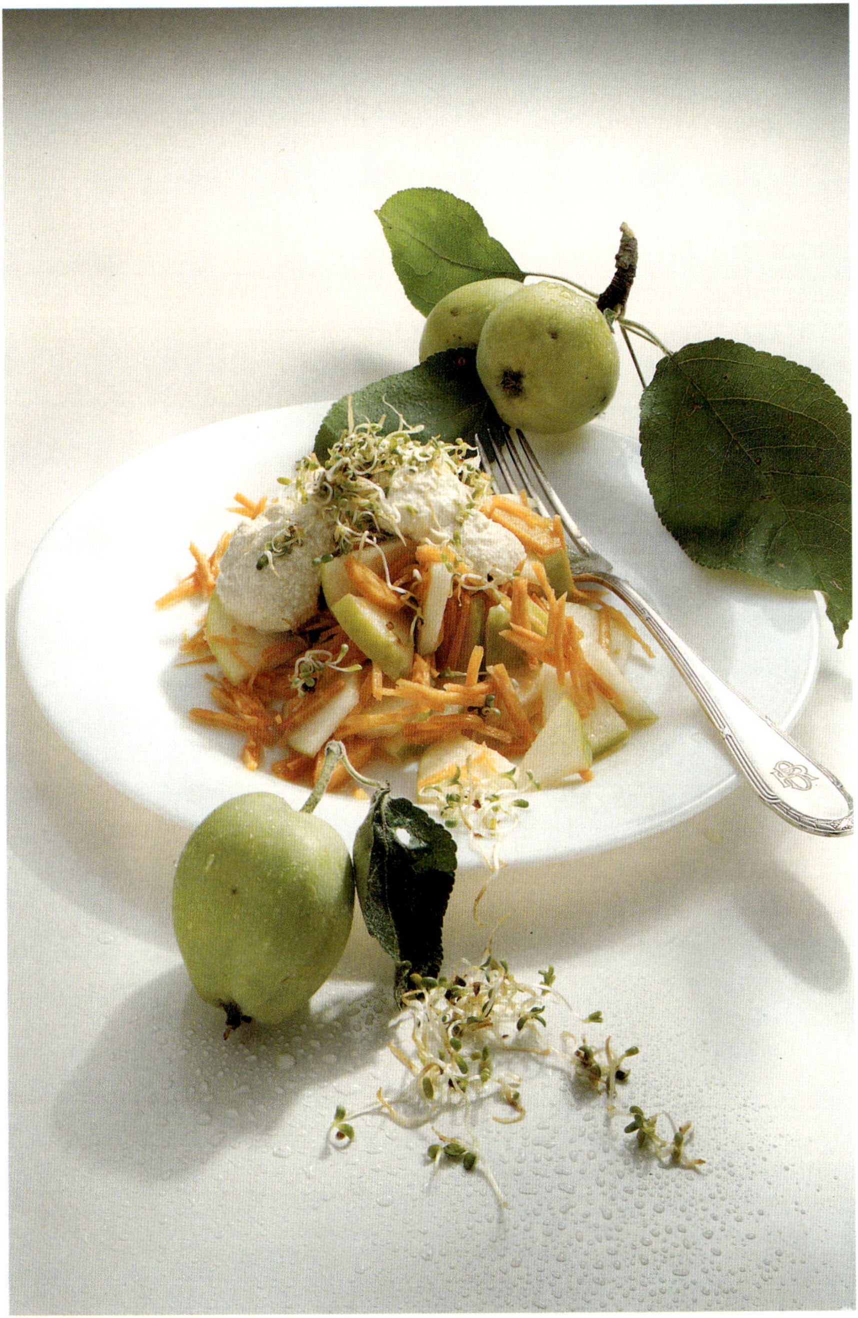

nachmittags: 1 Tasse Kräutertee oder Getreidekaffee
1 Portion Knabbermischung

abends: Pikanter Krautsalat

Zutaten:

2 EL unraffiniertes Olivenöl
1 EL Balsamessig, ersatzweise Obstessig
1 EL Sauerrahm
Meersalz, Pfeffer, Kümmel
1 Schalotte
½ Weißkohl
1 Tomate
1 kleine grüne Paprikaschote
1 kleines Bund frische Petersilie

Zubereitung:

Das Öl mit Essig und Sauerrahm verrühren. Mit Meersalz, Pfeffer und Kümmel abschmecken. Die Schalotte feinhacken und zu dem Dressing geben. Den Weißkohl feinhobeln und mit der Hand in das Dressing kneten oder den Weißkohl vorher mit dem Nudelholz walzen. Dadurch wird er leichter verdaulich. Dann die Tomate waschen und in Scheiben schneiden. Die Paprikaschote abwaschen, entkernen und in Streifen schneiden. Alles gut miteinander vermengen und mit frischgehackter Petersilie bestreuen. Nach Belieben mit schwarzen Oliven garnieren.

Zubereitungszeit: etwa 15 Minuten

Dazu: 1 Scheibe Vollkorn-Knäckebrot mit Kräuterquark
1 Glas Mineralwasser

6. Tag

morgens: **Frischkorn-Müsli nach Wahl**
1 Tasse Kräutertee oder Getreidekaffee

zwischendurch: frisches Obst der Jahreszeit

mittags: **Sellerie-Rohkost mit Tomaten**

Zutaten:

2 EL unraffiniertes Olivenöl
1 EL Balsamessig, ersatzweise Obstessig
2 EL Sauerrahm
Kräutermeersalz, Pfeffer
1 kleines Bund Petersilie
2 Tomaten
1 kleine Sellerieknolle
zum Garnieren: Sonnenblumenkerne oder Sprossen

Zubereitung:

Das Öl mit dem Essig und Sauerrahm verrühren. Mit Kräutermeersalz und Pfeffer abschmecken. Die Petersilie abspülen, feinhacken und unter das Dressing ziehen. Die Tomaten waschen und in Scheiben schneiden. Die Sellierieknolle unter fließendem Wasser abbürsten und feinraspeln. Dann die Tomaten mit dem Sellerie und der gehackten Petersilie in dem Dressing vermengen und mit Sonnenblumenkernen oder Sprossen garnieren.

Zubereitungszeit: etwa 15 Minuten

Bei Bedarf: 1 Scheibe Vollkorn-Knäckebrot mit Kräuterquark

nachmittags: 1 Tasse Kräutertee oder Getreidekaffee
1 Krokant-Schnitte

abends: Radiccio in Cashew-Dressing

Zutaten:

1 EL unraffiniertes Sonnenblumenöl
1 TL Cashewnußmus
2 EL Bioghurt
1 Prise Meersalz
1 Radiccio
2 EL Cashewkerne

Zubereitung:

Das Öl mit dem Cashewnußmus und dem Bioghurt verrühren. Mit Meersalz abschmecken.
Den Radiccio abspülen und abtropfen lassen. Dann in mundgerechte Stücke brechen und unter das Dressing ziehen. Die ganzen oder halbierten Cashewkerne dazugeben und unterrühren. Den Salat nach Belieben mit frischem Obst garnieren.

Zubereitungszeit: etwa 10 Minuten

Dazu oder danach: 1–2 Scheiben Vollkorn-Knäckebrot
mit Quark, Butter oder Paste
1 Glas Mineralwasser

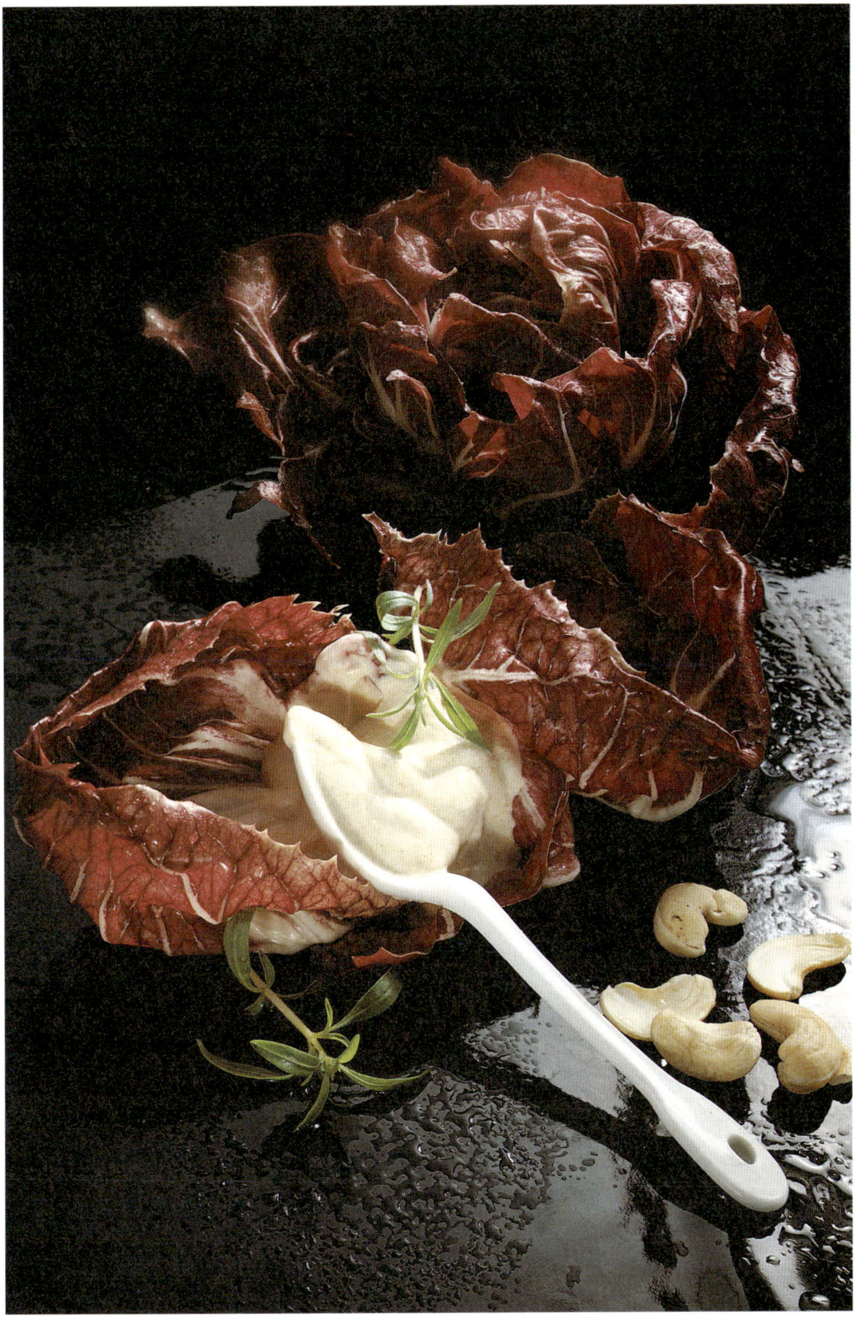

7. Tag

morgens: **Frischkorn-Müsli nach Wahl**
1 Tasse Kräutertee oder Getreidekaffee

zwischendurch: frisches Obst der Jahreszeit

mittags: **Wirsing mit Möhren und Avocado**

Zutaten:

2 EL unraffiniertes Olivenöl
1 EL Obstessig
1 TL Tahin (Sesammus)
1 Knoblauchzehe
½ kleiner Wirsingkohl (etwa 200 g)
1 mittelgroße Möhre
1 kleine Avocado
1 Tomate
Meersalz, Oregano, Pfeffer
zum Garnieren: schwarzer Sesam

Zubereitung:

Das Öl mit dem Essig, dem Tahin und ein bis zwei Eßlöffel Wasser verrühren. Die Knoblauchzehe zerdrücken und darunterziehen. Den Wirsing säubern und in dünne Streifen schneiden. Die Möhre waschen und in Halbmonde schneiden. Die Avocado schälen, entkernen und zerkleinern. Die Tomate waschen und in Scheiben schneiden. Das Gemüse unter das Dressing mengen und mit Meersalz, getrocknetem Oregano und Pfeffer abschmecken. Mit schwarzem Sesam garnieren.

Zubereitungszeit: etwa 15 Minuten

nachmittags: 1 Tasse Kräutertee oder Getreidekaffee
1 Stück Müsli-Torte

abends: **Broccoli in Zitronen-Nuß-Dressing**

Zutaten:

1 EL Haselnußmus
1 EL frisch gepreßter Zitronensaft
2 EL Bioghurt
Meersalz
etwa 250 g Broccoli
1 Banane
1 EL gehackte Mandeln
1 EL Kokosraspeln
zum Garnieren: Orangenscheiben

Zubereitung

Das Nußmus mit dem Zitronensaft und dem Bioghurt verrühren, und mit einer Prise Meersalz abschmecken. Von dem Broccoli die dicken Strünke entfernen. Dann den Broccoli abspülen und in mundgerechte Stücke schneiden. Die Banane kleinschneiden. Die Mandeln und die Kokosraspeln dazugeben und alles miteinander vermengen. Mit Orangenscheiben garnieren.

Zubereitungszeit: etwa 10 Minuten

Bei Bedarf: 1 Scheibe Vollkorn-Knäckebrot mit Quark
1 Glas Mineralwasser

8. Tag

morgens: **Frischkorn-Müsli nach Wahl**
1 Tasse Kräutertee oder Getreidekaffee

zwischendurch: frisches Obst der Jahreszeit

mittags: **Rotkohl in Dill-Senf-Dressing**

Zutaten:

2 EL unraffiniertes Distelöl
1 TL Obstessig
2–3 EL saure Sahne
1 TL milden bis mittelscharfen Senf
1–2 Stengel frischen Dill, ersatzweise
1 TL getrockneten Dill
½ kleiner Rotkohl (etwas 200 g)
Meersalz
zum Garnieren: 1 Tomate

Zubereitung:

Das Öl mit dem Essig, der sauren Sahne und dem Senf verrühren. Den Dill abspülen, feinschneiden und unter das Dressing ziehen. Den Rotkohl säubern, feinhobeln und unter das Dressing mengen. Den Salat mit Meersalz abschmecken. Die Tomate abwaschen, in Scheiben oder Keile schneiden und den Salat damit garnieren.

Zubereitungszeit: etwa 10 Minuten

Bei Bedarf: 1 Scheibe Vollkorn-Knäckebrot mit Kräuterquark

nachmittags: 1 Tasse Kräutertee oder Getreidekaffee
1 Krokant-Schnitte

abends: Kohlrabi-Möhren-Rohkost

Zutaten:

1 EL Weizenkeimöl
1 TL Apfelessig
2–3 EL Sauerrahm
2 mittelgroße Möhren
1 junger, zarter Kohlrabi
1 kleines Bund Petersilie
Kräutermeersalz
frisch geriebene Muskatnuß
2–3 frische Salatblätter
zum Garnieren: Sprossen, schwarzer Sesam

Zubereitung:

Das Öl mit dem Essig und Sauerrahm verrühren. Die Petersilie abspülen, feinhacken und unter das Dressing ziehen. Die Möhren waschen und feinraspeln oder in dünne Stifte schneiden. Den Kohlrabi säubern und ebenfalls feinraspeln und in Stücke schneiden. Alles miteinander vermengen und mit Meersalz und frisch geriebener Muskatnuß abschmecken. Eine andere Schale mit den Salatblättern auslegen und die Rohkost daraufgeben. Mit Sprossen und Sesam garnieren.

Zubereitungszeit: etwa 10 Minuten

Bei Bedarf: 1 Scheibe Vollkorn-Knäckebrot mit Kräuterquark
1 Glas Mineralwasser

9. Tag

morgens: **Frischkorn-Müsli nach Wahl**
1 Tasse Kräutertee oder Getreidekaffee

zwischendurch: frisches Obst der Jahreszeit

mittags: **Chinakohl in Meerrettich-Dressing**

Zutaten:

2 EL unraffiniertes Olivenöl
1 TL Balsamessig, ersatzweise Obstessig
1 TL Meerrettich, 2 EL Sauerrahm
1 kleines Bund Schnittlauch
½ kleiner Chinakohl
2 kleine Tomaten, 1 kleine Möhre
1–2 EL milchsauer eingelegte Maiskörner
Meersalz, Pfeffer

Zubereitung:

Das Öl mit dem Essig, Meerrettich und Sauerrahm verrühren. Den Schnittlauch feinhacken und dazugeben. Den Chinakohl säubern und in dünne Streifen schneiden. Die Tomaten waschen und in Scheiben schneiden. Die Möhre waschen und in dünne Halbmonde schneiden. Das Gemüse in dem Dressing miteinander vermengen. Die Maiskörner dazugeben und mit Meersalz und Pfeffer abschmecken. Mit frischer Petersilie oder Sprossen garnieren.

Zubereitungszeit: etwa 15 Minuten

Bei Bedarf: 1 Scheibe Vollkorn-Knäckebrot mit Kräuterquark

nachmittags: 1 Tasse Kräutertee oder Getreidekaffee
1 Stück Müsli-Torte

abends: Bunter Obstsalat

Zutaten:

125 g Bioghurt
1–2 TL Akazienhonig
1 TL Haselnußmus
1 Apfel
1 Banane
1 Pfirsich oder Nektarine
1 Kiwi
je 1 EL gehackte Haselnüsse und Mandeln
1 EL ungeschwefelte Rosinen
1 EL frisch gepreßter Zitronensaft
Zimt, Vanille
zum Garnieren: Orangenscheiben

Zubereitung:

Den Bioghurt mit dem Honig und Nußmus verrühren. Den Apfel und Pfirsich waschen, entkernen und kleinschneiden. Die Banane und Kiwi schälen und kleinschneiden. Die Nüsse, Mandeln und Rosinen dazugeben und alles gut miteinander vermengen. Den Zitronensaft darüberträufeln und mit Zimt und Vanille abschmecken. Den Obstsalat mit Orangenscheiben garnieren.

Zubereitungszeit: etwa 15 Minuten

Bei Bedarf: 1 Scheibe Vollkorn-Knäckebrot mit Quark
1 Glas Mineralwasser

10. Tag

morgens: **Frischkorn-Müsli nach Wahl**
1 Tasse Kräutertee oder Getreidekaffee

zwischendurch: frisches Obst der Jahreszeit

mittags: **Gemischtes Blatt- und Wurzelgemüse**

Zutaten:

2 EL unraffiniertes Sonnenblumenöl
1 EL Obstessig
3 EL Bioghurt
1 TL Sojasauce
1 kleine Knoblauchzehe
1 mittelgroße Möhre
½ kleine rote Bete
1 junger, zarter Kohlrabi
1 kleiner Kopfsalat
zum Garnieren: 2–3 Radieschen, verschiedene Sprossen

Zubereitung:

Das Öl mit dem Essig, Bioghurt und der Sojasauce verrühren. Die Knoblauchzehe zerdrücken und unter das Dressing ziehen. Die Möhre und rote Bete waschen, bürsten und feinraspeln. Den Kohlrabi säubern und in dünne Stifte schneiden. Den Salat waschen, abtropfen lassen und in mundgerechte Stücke brechen. Das Gemüse in dem Dressing gut vermengen und den Salat mit Radieschen und verschiedenen Sprossen garnieren.

Zubereitungszeit: etwa 15 Minuten

nachmittags: 1 Tasse Kräutertee oder Getreidekaffee
1 Portion Knabbermischung

abends: **Sauerkraut-Salat mit Äpfeln und Pistazien**

Zutaten:

125 g Bioghurt
etwa 200 g Sauerkraut, möglichst nicht pasteurisiert
1 großer Apfel
etwa 75 g Pistazien

Zubereitung:

Den Bioghurt mit dem Sauerkraut vermengen. Den Apfel waschen, mit Schale kleinschneiden und unter das Sauerkraut mischen. Die Pistazien aus der Schale befreien und daruntermengen.

Zubereitungszeit: etwa 10 Minuten

Nach Belieben und Vorrat können Sie noch verschiedene Keime darübergeben.

Dazu: 1–2 Scheiben Vollkorn-Knäckebrot mit Sesammus
1 Glas Mineralwasser

11. Tag

morgens: **Frischkorn-Müsli nach Wahl**
1 Tasse Kräutertee oder Getreidekaffee

zwischendurch: frisches Obst der Jahreszeit

mittags: **Gurke in Miso-Dressing**

Zutaten:

1 EL unraffiniertes Olivenöl
½ TL Mugi-Miso (Gersten-Miso), ersatzweise
1 TL Sojasauce
2 EL Sauerrahm, 1 kleine Salatgurke
1 kleine grüne oder rote Paprikaschote
2 kleine Tomaten, Meersalz, getrocknetes Basilikum
zum Garnieren: schwarze Oliven, Alfalfa-Sprossen

Zubereitung:

Das Öl mit dem Miso und Sauerrahm verrühren. Eventuell noch 1 Eßlöffel Wasser hinzugeben. Die Salatgurke waschen und in dünne Scheiben raspeln. Die Paprikaschote und Tomaten waschen. Die Paprikaschote entkernen und in dünne Streifen schneiden. Die Tomaten halbieren und in Scheiben schneiden. Das Gemüse in dem Dressing miteinander vermengen und mit Meersalz und Basilikum abschmecken. Nach Belieben mit Oliven und Alfalfa-Sprossen garnieren.

Zubereitungszeit: etwa 10 Minuten

Bei Bedarf: 1–2 Scheiben Vollkorn-Knäckebrot
mit Kräuterquark

nachmittags: 1 Tasse Kräutertee oder Getreidekaffee
1–2 Goffios

abends: **Rote Bete in Mandel-Dressing**

Zutaten:

1 EL unraffiniertes Sonnenblumenöl
1 EL Mandelmus
2–3 EL Bioghurt
1 TL Birnendicksaft oder Honig
1 rote Bete
1 Birne
1 EL gehackte Mandeln
zum Garnieren: Kokosraspeln

Zubereitung:

Das Öl mit dem Mandelmus, Biogurt und Birnendicksaft verrühren. Die rote Bete waschen, abbürsten und feinraspeln. Die Birne abwaschen und kleinschneiden. Die gehackten Mandeln dazugeben und alles miteinander vermengen. Den Salat vor dem Verzehr 10–15 Minuten ziehen lassen. Dann nochmals durchrühren und mit Kokosraspeln bestreuen.

Zubereitungszeit: etwa 10 Minuten

Bei Bedarf: 1 Scheibe Vollkorn-Knäckebrot mit Quark
1 Glas Mineralwasser

12. Tag

morgens: **Frischkorn-Müsli nach Wahl**
1 Tasse Kräutertee oder Getreidekaffee

zwischendurch: frisches Obst der Jahreszeit

mittags: **Tomaten-Paprika-Salat mit Champignons**

Zutaten:

1 EL unraffiniertes Olivenöl
1 TL Balsamessig, ersatzweise Obstessig
1 Knoblauchzehe
2 mittelgroße Tomaten, 1 grüne Paprikaschote
etwa 75 g frische Champignons
1 Schalotte, Meersalz, Oregano, Pfeffer
zum Garnieren: schwarze Oliven

Zubereitung:

Das Öl mit dem Essig verrühren. Die Knoblauchzehe zerdrücken und dazugeben. Die Tomaten waschen, halbieren und in Scheiben schneiden. Die Paprikaschote waschen, entkernen und in dünne Streifen schneiden. Die Schalotte in dünne Ringe schneiden. Die Champignons putzen und zerkleinern. Das Gemüse gut miteinander vermengen und mit Meersalz, getrocknetem Oregano und Pfeffer abschmecken.
Den Salat nach Belieben mit schwarzen Oliven garnieren.

Zubereitungszeit: etwa 15 Minuten

Bei Bedarf: 1 Scheibe Vollkorn-Knäckebrot mit Kräuterquark

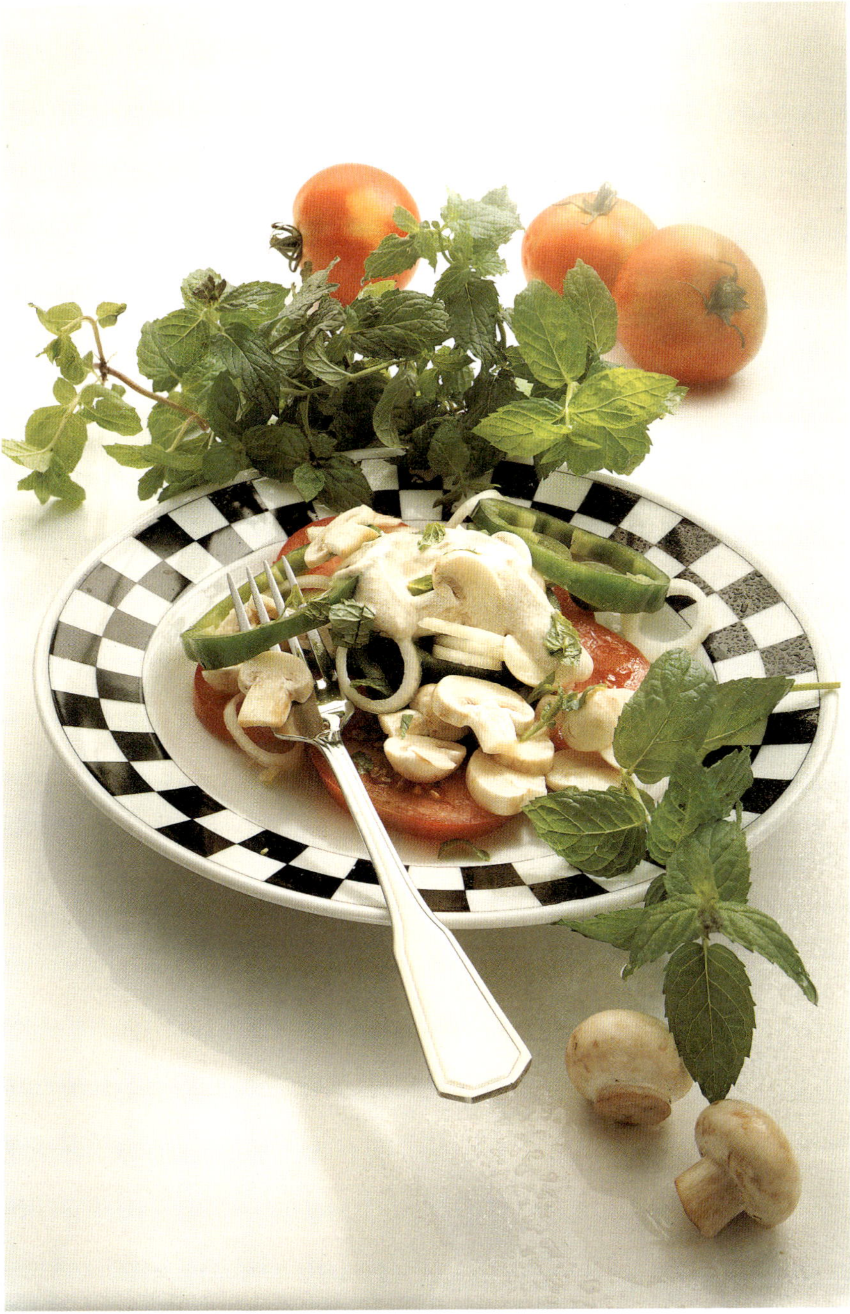

nachmittags: 1 Tasse Kräutertee oder Getreidekaffee
1 Krokant-Schnitte

abends: **Möhren-Salat mit Früchten**

Zutaten:

1 El Weizenkeimöl
1 TL Haselnußmus
1 EL frisch gepreßter Zitronensaft
1 Prise Meersalz
2 mittelgroße Möhren
1 Apfel
1 Banane
1 Kiwi
1–2 EL gehackte Haselnüsse

Zubereitung:

Das Öl mit dem Nußmus, Zitronensaft und Meersalz verrühren. Die Möhren und den Apfel waschen. Die Möhren feinraspeln oder in dünne Halbmonde schneiden. Den Apfel grobraspeln. Die Banane und Kiwi schälen und zerkleinern. Die Nüsse dazugeben und alles miteinander vermengen.
Nach Belieben mit schwarzem Sesam, frischen Fruchtscheiben oder Keimen garnieren.

Zubereitungszeit: etwa 10 Minuten

Bei Bedarf: 1 Scheibe Vollkorn-Knäckebrot mit Quark
1 Glas Mineralwasser

13. Tag

morgens: **Frischkorn-Müsli nach Wahl**
1 Tasse Kräutertee oder Getreidekaffee

zwischendurch: frisches Obst der Jahreszeit

mittags: **Radiccio in Kräuter-Vinaigrette**

Zutaten:

2 El unraffiniertes Distelöl
1 EL Obstessig
½ EL frisch gepreßter Zitronensaft
1 kleines Bund Schnittlauch, 1 kleines Bund Petersilie
½ TL frisches, gehacktes Oregano
½ TL frisches, gehacktes Basilikum
½ TL frischer, gehackter Thymian
Meersalz, Pfeffer
1 kleiner Radiccio, 1 Schalotte, 2 kleine Tomaten

Zubereitung:

Das Öl mit dem Essig und dem Zitronensaft verrühren. Die Kräuter abspülen, feinhacken und unter die Vinaigrette ziehen. Mit Meersalz und Pfeffer abschmecken. Den Radiccio waschen und in mundgerechte Stücke brechen. Die Schalotte in dünne Ringe schneiden. Die Tomaten waschen, halbieren und in Scheiben schneiden. Alles miteinander vermengen und nach Belieben mit Schafskäse und/oder Oliven garnieren.

Zubereitungszeit: etwa 15 Minuten

Bei Bedarf: 1 Scheibe Vollkorn-Knäckebrot mit Quark

nachmittags: 1 Tasse Kräutertee oder Getreidekaffee
1 Stück Müsli-Torte

abends: **Blumenkohl in Mandel-Dressing**

Zutaten:

1 El unraffiniertes Sonnenblumenöl
1 TL Mandelmus
1 TL frisch gepreßter Zitronensaft
2 EL Bioghurt
½ Blumenkohl
1 EL gehackte Mandeln
Meersalz

Zubereitung:

Das Öl mit dem Mandelmus, dem Zitronensaft und dem Bioghurt verrühren. Den Blumenkohl waschen und in mundgerechte Stücke schneiden. Die Mandeln dazugeben und mit dem Blumenkohl vermengen. Mit Meersalz abschmecken.

Zubereitungszeit: etwa 10 Minuten

Nach Belieben können Sie noch eine Teelöffel Honig unter das Dressing geben und den Salat mit Keimen garnieren.

Bei Bedarf: 1 Scheibe Vollkorn-Knäckebrot mit Quark

14. Tag

morgens: **Frischkorn-Müsli nach Wahl**
1 Tasse Kräutertee oder Getreidekaffee

zwischendurch: frisches Obst der Jahreszeit

mittags: **Erbsen-Möhren-Rohkost**

Zutaten:
2 El unraffiniertes Sonnenblumenöl
1 EL Obstessig
2 EL Sauerrahm, 1 TL Sojasauce
1 kleines Bund Petersilie
2 mittelgroße Möhren, etwa 75 g frische Erbsen
1 Prise Meersalz
2–3 frische Salatblätter
zum Garnieren: 2–3 Radieschen, Alfalfa-Sprossen

Zubereitung:
Das Öl mit dem Essig, dem Sauerrahm und der Sojasauce verrühren. Die Petersilie abspülen, feinhacken und unter das Dressing ziehen. Die Möhren waschen, bürsten und feinraspeln oder in dünne Stifte schneiden. Die frischen Erbsen dazugeben und alles miteinander vermengen. Den Salat mit Meersalz abschmecken. Eine andere Schale mit den abgespülten Salatblättern auslegen, die Erbsen-Möhren-Rohkost daraufgeben und mit Radieschen und Alfalfa-Sprossen garnieren.

Zubereitungszeit: etwa 15 Minuten

Bei Bedarf: 1 Scheibe Vollkorn-Knäckebrot mit Kräuterquark

nachmittags: 1 Tasse Kräutertee oder Getreidekaffee
1 Stück Müsli-Torte

abends: **Tomaten-Salat mit Zucchini und Morzarella**

Zutaten:

1 El unraffiniertes Olivenöl
1 TL Balsamessig, ersatzweise Obstessig
1–2 Stengel frisches Oregano
2–3 Blätter frisches Basilikum
2 mittelgroße Tomaten
1 kleine Zucchini
etwa 75 g Morzarella
Meersalz, Pfeffer
zum Garnieren: schwarze Oliven

Zubereitung:

Das Öl mit dem Essig verrühren. Das frische Oregano und Basilikum abspülen, feinhacken und unter die Sauce ziehen (ersatzweise können auch getrocknete Kräuter verwendet werden). Die Tomaten waschen und in Scheiben schneiden. Die Zucchini abwaschen und mit Schale in die Sauce raspeln. Den Morzarella in kleine Stücke schneiden und dazugeben. Alles gut miteinander vermengen und mit Meersalz und Pfeffer abschmecken. Mit schwarzen Oliven garnieren.

Zubereitungszeit: etwa 10 Minuten

Bei Bedarf: 1–2 Scheiben Vollkorn-Knäckebrot
mit Sesammus
1 Glas Mineralwasser

Wie neu geboren

Wenn Sie die Diät eingehalten haben, werden Ihnen nicht nur die verlorenen Pfunde aufgefallen sein, sondern auch ein intensiveres Körperbewußtsein und erhöhtes Wohlbefinden. Auch wenn Sie sich nicht wie neu geboren fühlen, so werden Sie dennoch Ihre ganz persönlichen Erfahrungen mit der neuen Rohkost-Diät gemacht haben.
Für Anregungen, Verbesserungsvorschläge und individuelle Erfahrungsberichte sind wir Ihnen dankbar. Bitte schreiben Sie an:

TAOASIS VERLAG
Stichwort „Rohkost-Diät"
Wilmersiek 54
D-4920 Lemgo

Kleine Warenkunde

Alfalfa-Sprossen
auch Luzernesprossen genannt, haben einen kresseähnlichen Geschmack. Sie sind reich an Vitamin C, enthalten viele Spurenelemente und haben eine hohen Mineralstoff- und Eiweißgehalt. Sie eignen sich besonders für Frischkorn-Müslis und Rohkost-Salate.

Balsamessig (Aceto Balsamico)
ist ein Essig, der ausschließlich im Gebiet der Provinz Modena in Norditalien hergestellt wird. Aceto Balsamico ist eine weltweit einmalige Spezialität. Er wird nach überlieferten Rezepten in einem besonderen Verfahren aus Weinen und Mosten der Gegend gewonnen und muß in alten Fässern aus bestimmten wertvollen Hölzern, die ihm sein ausgeprägtes Aroma und Bukett verleihen, mehrere Jahre lang reifen. Salatsaucen und Dips bekommen durch Aceto Balsamico eine ganz besonderen, unverwechselbaren Geschmack.

Bioghurt
ist ein joghurtähnliches Sauermilch-Produkt, zu dessen Herstellung jedoch andere Milchsäurebakterien verwendet werden. Der Begriff Bioghurt ist unklar und kann zu Mißverständnissen führen, da hierfür verwendete Milch nicht unbedingt aus biologischer Tierhaltung stammen muß. Das „Bio“ bezieht sich primär auf die rechtsdrehende L-Milchsäure, die für den Körper bekömmlicher sein soll.
Die Naturkosthandel erhältliche Bioghurts sind zusätzlich mit dem Vermerk gekennzeichnet, der auf die Herkunft der

Milch und die Verarbeitung des Produkts hinweist. Sie stammen entweder von biologisch-dynamisch arbeitenden Demeter-Betrieben, oder von Biodyn-Höfen, die sich in der Umstellung auf biologisch-dynamische Wirtschaftsweise befinden.

Cashewnuß
wird aus Cehewkernen ohne jegliche Zusätze hergestellt. Cashewkerne enthalten viele wertvolle Inhaltsstoffe wie die ungesättigten Fettsäuren, die Vitamine B_1, B_2 und E sowie Eiweiß und Fett. Der relativ hohe Magnesium-Gehalt der Cashewkerne hat eine positive Wirkung auf Herz und Nerven.
Vor dem Zerquetschen zu Mus werden die Cashewkerne leicht angeröstet, wodurch ein Teil der Vitalstoffe, wie zum Beispiel die hitzeempfindlichen Vitamine zerstört werden.

Honig
spielt innerhalb der Vollwerternährung eine wichtige Rolle. Zu den bedeutendsten Inhaltsstoffen zählen Vitamine der B-Gruppe , Vitamin C sowie die Mineralstoffe Kalium, Calcium, Magnesium, Eisen, Phosphor und Kupfer. Der Hauptbestandteil des Honigs ist jedoch Traubenzucker (Glucose) und Fruchtzucker (Fructose). Ihr Anteil liegt bei Bütenhonig zwischen 70 und 80%.
Die unterschiedlichen Honigsorten unterscheiden sich nicht nur im Geschmack, Farbe und Konsistenz, sondern weisen auch erhebliche Qualitätsunterschiede auf. Bei der Honigwahl sollte deshalb unbedingt darauf geachtet werden, daß es sich um kaltgeschleuderten, unveränderten Honig handelt.

Diese Voraussetzung erfüllen alle Honig, die beim Abfüllen nicht über 35° erhitzt wurden. Da mehr Honig konsumiert als produziert wird, ist davon auszugehen, daß größere Mengen an Honig-Verschnitt im Umlauf sind. Diese werden dann mit werbewirksamen – aber letztlich nichtssagenden – Aufschriften wie „Naturhonig" vermarktet. Bei Honigen, die jedoch nicht mit dem Zusatz „kaltgeschleudert" versehen sind, liegt der Verdacht nahe, daß sie über 35° erhitzt und somit ein Großteil der wertvollen Inhaltsstoffe zerstört wurden.

Meersalz
enthält – im Gegensatz zu Speisesalz – neben Natriumchlorid zahlreiche Mineralstoffe und Spurenelemente. Die so ausgewogene Mineralmischung ist in derselben Zusammensetzung im menschlichen Blut wiederentdeckt worden. Da die meisten Konserven und Fertiggerichte bereits erhebliche Mengen Speisesalz enthalten, ist es für Verbraucher dieser Produkte ratsam, sparsam zu salzen. Meersalz ist dem Speisesalz immer vorzuziehen.

Miso
ist ein eiweißreiches, fermentiertes Sojabohnenkonzentrat von cremiger bis fester Konsistenz. Miso kommt neben einem beträchtlichen Eiweißanteil von 12–20% (je nach Sorte) noch eine besondere Bedeutung durch seinen Gehalt an Vitamin B_{12} zu, da dieses wichtige Vitamin in Pflanzen kaum enthalten ist. Im Naturkostladen werden die drei bekanntesten Misosorten angeboten: Gersten-Miso (mugi miso), Reis-Miso (hatcho miso) und reines Sojabohnen-Miso (mame miso).

Mozarella
ist ein aus Italien stammender wenig gereifter Weichkäse mit sehr mildem Geschmack.

Öle
sollten unbedingt unraffiniert, kaltgepreßt und nicht konserviert sein. Alle Öle, die nicht mit diesen Vermerken gekennzeichnet sind, werden auf konventionelle Weise, das heißt durch Extraktionsverfahren gewonnen. Bei diesem Verfahren wird das Öl mit Hilfe hochgiftiger Lösungsmittel wie Hexan aus der Ölfrucht extrahiert. Da sich das Hexan von dem damit gewonnenen Öl nur noch sehr schwer trennen läßt, muß das Öl raffiniert, entschleimt, zentrifugiert, filtriert und desodoriert werden. Heraus kommt ein klares, geruchsloses und absolut geschmacksneutrales Öl, das praktisch unbegrenzt haltbar ist. Daß derartige Öle keine lebensnotwendigen Vitalstoffe mehr enthalten können und bei ständigem Verzehr eine Gesundheitsgefährdung nicht auszuschließen ist, empfiehlt es sich, auf kaltgepreßte, unraffinierte und nicht konservierte Öle zurückzugreifen. Denn nur sie enthalten die wertvollen essentiellen (ungesättigten) Fettsäuren, Linolsäure, Lezithin und Vitamin E.

Pinienkerne
sind die kleinen, länglichen Kerne der vorwiegend im Mittelmeerraum beheimateten Pinie. Sie zählen zu den Ölsamen, haben jedoch eine harte Samenschale, was eine mühevolle Ernte bei niedrigem Ertrag bedeutet. Deshalb sind diese wohlschmeckenden Kerne relativ teuer.

Pistazien
auch grüne Mandel genannt, sind die Steinfrüchte des wildwachsenden Pistazienbaumes, der vorwiegend in Mittelmeerregionen, in Asien und in den USA beheimatet ist. Pistazien werden meist leicht geröstet und gesalzen angeboten. Sie bestehen zur Hälfte aus Fett, haben einen hohen Gehalt an Eiweiß, Magnesium und Calcium.

Sesam
ist eine einjährige Ölpflanze, die vorwiegend in Asien, Afrika und Südamerika angebaut wird. Die Sesampflanze bildet – ähnlich wie der Mohn – in einer Kapsel gleich mehrere Samen aus.
Der wohlbekannte Spruch „Sesam, öffne Dich" weist symbolisch auf den hohen Wert und die vitalisierende Wirkung dieser Samen hin. Die kleinen Samen haben es im wahrsten Sinne des Wortes in sich, denn sie bestehen zu etwa 50% aus hochwertigem Öl, das eine Vielzahl ungesättigter Fettsäuren enthält. Der Eiweißgehalt von etwa 20% macht den Sesam zu einem wichtigen Lebensmittel in der vegetarischen Vollwertkücke.

Tahin
ist Sesammus, das durch Vermahlen bzw. Quetschen von leicht angerösteten Sesamsamen hergestellt wird. Tahin gibt es gesalzen und ungesalzen. Es eigent sich vorzüglich für Saucen, Dips, Dressings und Brotaufstrich.

Die natürliche Reifezeit von Obst und Gemüse

Wenn Sie einmal die Obst- und Gemüseabteilung eines Supermarktes betrachten, wird es Ihnen sicher schwer fallen, die augenblickliche Jahreszeit festzustellen. Gigantische Gewächshäuser und Importe aus warmen Ländern machen es möglich, daß wir unabhängig von dem jeweiligen Jahresrhythmus fast jede Obst- und Gemüsesorte kaufen können. Das durch Spiegel und Spezialbeleuchtung geschaffene Schlaraffenland läßt uns vergessen, daß diese Erzeugnisse unter enormem Energieaufwand von Heizöl und Chemikalien entstehen. Diese Produkte erfüllen in erster Linie die äußeren Kriterien der Handelsklassen, die bei einer vollwertigen Ernährung ohnehin sekundär sind, da die Zutaten möglichst aus kontrolliert biologischem Anbau sein sollten. Der wässrige Geschmack israelischer Erdbeeren zeigt uns zum Beispiel, daß es bei dieser unreif geernteten und chemisch behandelten Frucht wohl auch an Vitalstoffen fehlt.
Es ist daher nur ratsam, die einheimische Ernte abzuwarten und den Speisezettel allmählich so zu gestalten, daß Sie weitgehend auf Gewächshausprodukte und Importfrüchte verzichten können.

Als Anregung ist diese Tabelle gedacht:

● Haupterntezeit ○ Nebenangebot

Obst	Jan.	Febr.	März	April	Mai	Juni	Juli	Aug.	Sept.	Okt.	Nov.	Dez.
Äpfel	●	●	●	●	○	○	○	○	●	●	●	●
Apfelsinen	●	●	●	●	●	○	○	○	○	○	●	●
Aprikosen					○	○	●	●	○			
Birnen	○	○	○	○	○	○	○	●	●	●	○	○
Brombeeren							○	●	●	○		
Clementinen/Mandar.	●	●	○								○	●
Erdbeeren				○	●	●	●	○				
Grapefruits'	●	○	○	○	○	○	○	○	○	○	●	●
Heidelbeeren							○	●	●			
Himbeeren						○	●	●	○			
Holunderbeeren									○	●	○	
Johannisbeeren						○	●	●	○			
Kirschen					○	●	●	○	○			
Kiwis	○	○			○	○	●	●	●	●	●	●
Melonen	○	○	○	○	●	●	●	●	●	●	●	○
Pfirsiche				○	○	●	●	●	○			
Pflaumen/Zwetschen						○	●	●	●	○		
Preiselbeeren								○	●	○		
Quitten									○	●	○	
Stachelbeeren						○	●	○				
Weintrauben	○	○	○	○	○	○	○	○	●	●	●	○

Gemüse	Jan.	Febr.	März	April	Mai	Juni	Juli	Aug.	Sept.	Okt.	Nov.	Dez.
Artischocken	●	●	●	●	●	○			○	●	●	●
Blumenkohl	○	○	○	○	○	○	●	●	●	●	○	○
Broccoli	●	●	●	○	○					○	●	●
Chicorée	●	●	○	○						○	●	●
Chinakohl	○	○	○	○				○	●	●	●	
Eisbergsalat	○	○	○	○	○	●	●	●	●	●	●	●
Endiviensalat	○	○					○	●	●	●	●	○
Erbsen, grün						○	●	●	○			
Feldsalat	●	●	○	○					○	●	●	●
Fenchelgemüse	●	●	○	○					○	●	●	●
Grüne Bohnen						○	●	●	●	○		
Grünkohl	●	●	●	○						○	●	●
Kohlrabi	○	○	○	○	○	●	●	●	○	○	○	○
Kopfsalat	○	○	○	○	●	●	●	○	○	○	○	○
Kürbis							○	●	●	●	○	
Maiskolben							○	●	●	○		
Meerrettich	●	●	○							○	●	●
Möhren	●	●	●	○	○	○	○	●	●	●	●	●
Paprikaschoten	○	○	○	○	○	○	●	●	●	●	●	○
Petersilie	●	●	●	●	○	○	○	○	○	○	○	○
Porree	○	○	○	○	○	○	●	●	●	●	●	○
Radieschen	○	○	○	○	●	●	●	○	○	○	○	○
Rettich	○	○	○	●	●	●	●	●	●	○	○	○
Rhabarber			○	●	●	●	○					
Rosenkohl	●	●	○	○					○	●	●	●
Rote Bete	●	○							○	●	●	●
Rotkohl	●	●	○	○	○	○	●	●	●	●	●	●
Salatgurken					○	○	●	●	●	○		
Schwarzwurzeln	●	●	○						○	○	○	●
Sellerieknollen	●	●	○					○	○	●	●	●
Spargel			○	○	●	●	○					
Spinat			○	●	●	●	○	○	●	●	○	
Spitzkohl			○	○	●	●	○					
Staudensellerie	○	○	○				○	○	○	●	●	○
Steckrüben	●	●	○						○	●	●	●
Tomaten	○	○	○	○	○	○	●	●	●	○	○	○
Weißkohl	●	●	●	○	○	○	○	●	●	●	●	●
Wirsingkohl	●	●	○	○	○	○	●	●	●	●	●	●
Zucchini	○	○	○	○	○	●	●	●	●	○	○	○
Zwiebeln	●	●	●	●	●	○	○	●	●	●	●	●

Bücher zum Thema Vollwert-Ernährung

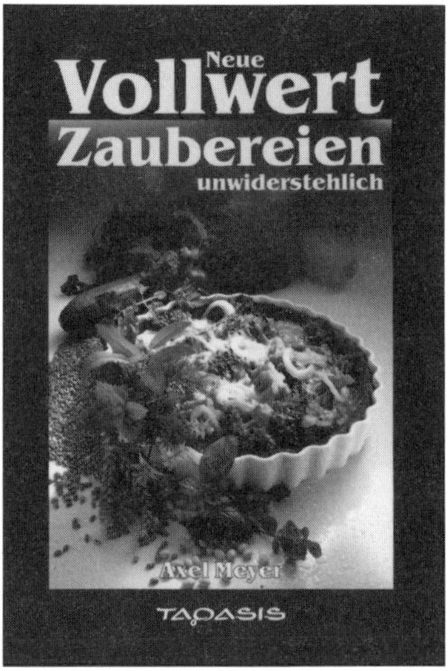

Axel Meyer

Neue Vollwert-Zaubereien

unwiderstehlich

4-farbiger Titel, Format 14,8 x 21 cm
13 Farbfotos, 96 Seiten

DM 19,80

ISBN 3-926014-10-5

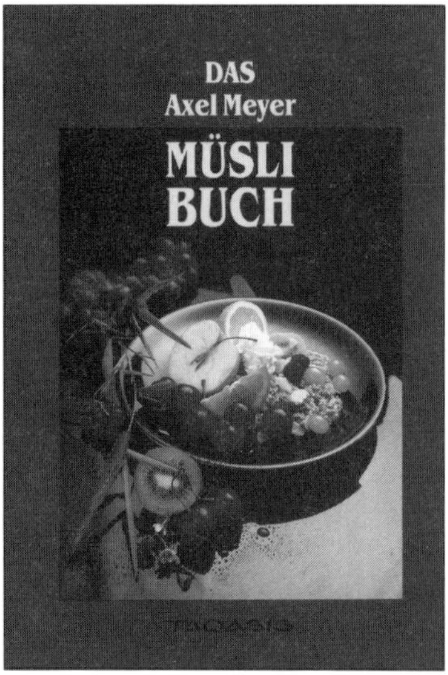

Axel Meyer

Das Axel Meyer Müsli-Buch

4-farbiger Titel, Format 14,8 x 21 cm
15 Farbfotos, 80 Seiten

DM 19,80

ISBN 3-926014-09-1

Weitere Bücher von Axel Meyer:

Die Kunst des Backens
TAOASIS Verlag
DM 18,-, ISBN 3-926014-00-8

Köstlichkeiten der Pflanzenküche
TAOASIS Verlag
DM 22,-, ISBN 3-926014-01-6

.... zum Spaß vegetarisch
TAOASIS Verlag
DM 19,80, ISBN 3-926014-03-2

Vollwertkost bei Neurodermitis
TAOASIS Verlag
DM 19,80, ISBN 3-926014-11-3

Aktive Krebstherapie und Vollwertkost
TAOASIS Verlag
DM 24,80, ISBN 3-926014-13-X

Gesund frühstücken
Heyne Verlag
TB, DM 9,80, ISBN 3-453-03568-2

Vegetarische Spezialitäten
Gräfe + Unzer Verlag
TB, DM 16,80, ISBN 3-7742-36-56-9

Kosmologie des Augenblicks
TAOASIS Verlag
DM 26,80, ISBN 3-926014-02-4

Seiltanz auf dem Vulkan
TAOASIS Verlag
DM 16,80, ISBN 3-926014-04-0

Warum kein Fleisch?
Sieben Gründe für eine fleischlose Ernährung
Goldmann Verlag
TB, DM 7,80, ISBN 3-442-13570-2

Beerenstarke Vollwertkost für Kinder
TAOASIS Verlag
gb., DM 19,80, ISBN 3-926014-14-8

TAOASIS
Ernährung mit Bewußtsein

TAOASIS Verlag · Wilmersiek 54 · D-4920 Lemgo